齐鲁针灸医籍集成·现代Ⅱ

张永臣　贾红玲　校注

科学出版社
北　京

内 容 简 介

《齐鲁针灸医籍集成（校注版）》是在全面系统地收集、整理山东省古今医籍的基础上，加以分析、归纳、总结，从针灸理论、临床实践的角度，对遴选出的与针灸相关的医籍进行校注。本册选取现代针灸学家王秀英编著的《针灸意外及其防治》加以校注。

本书可供中医院校师生、科研人员、临床医师和中医爱好者阅读参考。

图书在版编目（CIP）数据

齐鲁针灸医籍集成. 现代. Ⅱ / 张永臣，贾红玲校注. —北京：科学出版社，2016. 11

ISBN 978 - 7 - 03 - 050557 - 6

Ⅰ. ①齐… Ⅱ. ①张… ②贾… Ⅲ. ①针灸学—中医典籍—汇编—中国—现代 Ⅳ. ①R245

中国版本图书馆 CIP 数据核字（2016）第 268018 号

责任编辑：朱 灵

责任印制：谭宏宇 / 封面设计：殷 靓

科学出版社 出版

北京东黄城根北街 16 号

邮政编码：100717

http：//www.sciencep.com

南京展望文化发展有限公司排版

上海叶大印务发展有限公司印刷

科学出版社发行 各地新华书店经销

*

2017 年 1 月第 一 版 开本：B5（720×1000）

2017 年 1 月第一次印刷 印张：14

字数：198 000

定价：60.00 元

（如有印装质量问题，我社负责调换）

谨以此书祝贺山东中医药大学建校六十周年、

针灸推拿学院建院三十周年！

《齐鲁针灸医籍集成》（校注版）丛书编委会

从书序

中医学是中华文化的一部分，而针灸学又是中医学中的一块瑰宝。中医之术莫古于针灸，即起源较早；莫效于针灸，即有简便验廉之特点；莫难于针灸，即易学而难入、难精。现存较早的医籍《素问·异法方宜论》云："故东方之域，天地之所始生也。鱼盐之地，海滨傍水，其民食鱼而嗜咸，皆安其处，美其食。鱼者使人热中，盐者胜血，故其民皆黑色疏理。其病皆为痈疡，其治宜砭石。故砭石者，亦从东方来。"即针刺起源于我国东部地区，即山东一带。《孟子·离娄篇》云："犹七年之病，求三年之艾。"济宁市微山县、曲阜市出土的汉画像石上的针灸图定名为《扁鹊针灸行医图》，可以作为针刺起源和发展的佐证之一。

齐鲁针灸在我国针灸学发展史上具有重要的地位和作用，古代医家擅长针灸者如战国时期的扁鹊、西汉时期的淳于意、晋之王叔和、南宋之徐氏家族、金元之马丹阳、明之翟良、清之岳含珍与黄元御等，仁济齐鲁及周边地区。而汉代安徽的华佗游历山东、施医送药，金元时期河北的窦汉卿从师于滕县名医李浩，元代浙江名医滑伯仁从师于东平高洞阳，明代浙江针灸大家杨继洲也曾行医山东，湖北医家李时珍来山东考察药物兼以行医。近代民国名医黄石屏学医于山东，后闻名于海上。现代医家钟岳琦学于江南名家承淡安，张善忱为针灸事业殚精竭虑。而焦勉斋、郑毓桂、杜德五、李少川、臧郁文、马同如等医家，或为全国名医，或为地方名医，仁术惠民，教书育人，在齐鲁针灸史上增加了浓墨重彩的一笔。

中医之传承，借以书籍为先；古今之医籍，浩瀚博大纷杂。针灸之医籍，也是如此。特别是古代医籍，几经传抄，版本不一，刻印质量高低不等。今我校张永臣、宋咏梅、贾红玲等，对齐鲁针灸的历史进行了系统性研究，遴选出一些与针灸相关的医籍加以校注、出版，名之曰《齐鲁针灸医籍集成》(校注版)。本丛书从一个侧面整理、保存、传承了中医针灸文献，也从另一个侧面呈现了齐鲁针灸数千年的发展历程和各历史阶段所取得的成就，展示了齐鲁针灸的历史积淀，为我省乃至全国针灸事业的传承和发展、创新起到较好的作用。

然学海无涯，宜勤求古训而博采众方，精勤不倦方能博极医源。在丛书付梓之际，略述数语以嘉勉之！

中国针灸学会副会长

山东针灸学会原会长　　吴富东

山东中医药大学原副校长、教授、博士研究生导师

2016年9月10日

前言

“山东”和“齐鲁”是历史上形成的地理名词，今日看来，二者所指地理范围大体相当，“齐鲁”是“山东”的代称。“山东”之名，古已有之，但地域范围不一。《战国策·秦策》有“当秦之隆……山东之国，从风而服”，山东指崤山、华山以东的地区。汉代将太行山以东的地区统称为“山东”，《山东通史》记载：西周、春秋时，山东属齐、鲁、曹、滕、薛、郯、莒及宋、卫国的一部分，战国后期属齐，其南北各一部分属楚、赵。秦统一全国后，在山东置齐郡、琅琊、胶东、济北、东海、薛郡、东郡等郡。西汉初，山东多为刘邦之子“齐王”刘肥的封地。汉武帝元封五年(公元前 106 年)，山东分属青、兖、徐三州。东汉时，山东属青、徐、兖、豫四州。西晋时，山东属青、徐、兖、豫、冀五州。隋朝时，山东又归属青、徐、兖、豫四州。唐贞观初，全国为十道，河、济以南属河南道，以北属河北道。北宋分为二十四路，山东分属京东东路、京东西路。金大定八年年(1168 年)，置山东东西路统军司，山东正式成为地方行政区划。元朝时，分置山东东西道肃政廉访司及山东东西道宣慰司。明洪武元年(1368 年)，置山东行中书省，治青州，后改置山东承宣布政使司。清代，将山东政区正式定为山东省。1949年，徐州市直属山东省管辖，新海连(连云港)市属山东鲁中南行署管辖，1953年 1 月，徐州市划归江苏省管辖。之后，山东地界未再发生大的变化。

而“齐鲁”之称，典籍历见，如《北史·儒林列传》云：伏生“教于齐鲁之间，学者由是颇能言《尚书》，诸山东大师，无不涉《尚书》以教矣。”“齐鲁赵魏，学者尤多；负笈追师，不远千里；讲诵之声，道路不绝。”齐鲁之号“山东”，殆自此始。《史记·三王世家》中汉武帝有“生子当置之齐鲁礼义之乡”的文化向往，《隋书·文学列传》有“齐鲁富经学”之言，宋代文学家苏辙言“吾本生西南，为学慕齐鲁”。这些反映出在复杂多变的历史长河中，齐鲁文化传承不息的生命力和对人们根深蒂固的文化影响，而齐鲁文化也影响着中医、针灸的发展，互相交融和促进。

针灸学是中华民族智慧的结晶，它是我国传统文化的一部分，现正逐渐为世界人民所接受，并为人民的健康发挥着重要的作用。针灸医籍对针灸的传承和发展有着非凡的作用，它是针灸学发源、发展的历史见证，是针灸学理论的重要载体，是发展、创新的基础，因此整理、保护针灸医籍具有深远的意义。作为针灸发源地的针灸工作者，有责任、有使命将现存针灸医籍发掘、收集、整理、出版、保护和利用，不仅能为国内外学者的针灸研究提供便利，也可为我国针灸文献研究总体水平的提高作出应有的成绩。此外，目前我国的针灸古籍存在分布分散的缺点，而有的针灸医家的手稿或者油印稿随着时间的流逝，有损毁、丢失的可能，如不及时系统整理和保护，诸多针灸文献将面临佚失的危险。齐鲁医家的针灸学术特点和成就在我国针灸学中占有重要的一席之地，各医家在理论上潜心研究，发皇古义，推陈出新；在学术上兼容并蓄，各抒己见，各有所长。而在学术著作方面，或重理论探讨，或重临床实践，或重专业知识传播，或重科普知识推广。作为中医学的一个缩影，齐鲁针灸具有明显的地域特色，它的内涵值得我们继续努力挖掘、开发、传承、利用和创新。

有感于此，我和我校中医医史文献学、针灸推拿学的宋咏梅、贾红玲等同道，在系统收集、整理与山东相关的古今医籍的基础上，选取价值较高的、与针灸相关的医籍或针灸专著加以校勘，并从理论、临床的角度加以简要注释，以丛书的形式出版，名之曰《齐鲁针灸医籍集成》（校注版）。以期本套丛书能比较完整和清晰地展现古今齐鲁针灸的成就和概貌，更好地整理、保存针灸文献，也为针灸临床、教学、科研提供一套比较完整的、与齐鲁针灸相关的参考书，同时对保存祖国针灸文化起到了积极的促进作用。虽曰集成，实不能全部包括进去，由于我们学术水平及其他客观条件所限，所收书籍数目也很有限。

为收集到较好、最有代表性的书籍，校注人员奔走于济南及其他城市的各图书馆、藏书楼，拜访民间藏书家，走访书籍原作者及其后人。为保证校注质量，校注人员不计报酬，不畏寒暑，抓紧点滴时间，认真点校，仔细注释，经过大量艰辛的劳动，基本成稿，我对编委会全体成员表示由衷的感谢；而对书籍原作者或其后人表示无尽的歉意，因为资金所限，未能支付稿酬，为了齐鲁针灸的今天和明天，他们的深明大义之举时刻撞击着我们的心灵，激励我们要做好本套丛书，出精品之作，永传齐鲁针灸文化。

本套丛书的出版，得到了学校领导和科研处、文献研究所、针灸推拿学院、图书馆、宣传部领导的大力支持，听取了刘玉檀、国培、张登部、吴富东、单秋华、刘光亭、孙学全、杨传义、张方玉等老师的宝贵建议，我校王振国、田思胜、韩涛、刘更生、汤继芹、刘江亭等老师，中国中医科学院针灸研究所的赵京生老师和南京中医药大学的张树剑老师均给予了热情鼓励、指导和帮助，相关工作人员为本丛书付出了大量的辛勤汗水，在此谨表示我们诚挚的感谢！

同时，也将此套丛书作为献给山东中医药大学建校六十周年和针灸推拿学院建院三十周年的礼物，深深感谢母校的教育和培养，也祝愿母校培养出更多的优秀人才，创造出新的辉煌！

点校此类图书，我们经验不足，加之学术水平有限，虽经几经努力，但书中定会存在这样、那样的不足、缺点和错误，恳请读者不吝赐教，批评指正。

张永臣

2016 年 10 月 29 日于山东中医药大学

目录

《针灸意外及其防治》

《针灸意外及其防治》

原著　王秀英等

校注说明

王秀英(1937.12.11～2013.07.12)，女，汉族，河南省商丘人，主任医师，教授，硕士研究生导师。1964 年 7 月毕业于山东中医药大学医疗系，同年被分配到山东中医药大学附属医院针灸科工作，后到北京中医学院进修针灸 1 年，1998 年 7 月退休。曾任山东中医药大学针灸治疗学教研室主任、附属医院针灸科副主任，兼任山东针灸学会临床专业委员会副主任委员。在经络研究方面，她提出人体是一个极其复杂的反馈控制系统，经络系统在人体反馈控制中占有重要地位，经络的调节作用与神经系统和神经—体液因素有着不可分割的联系，由神经系统、神经—体液因素和经络系统参与的反馈控制是机体保持平衡、维持正常生命活动的重要保证。这一理论的提出对多学科研究经络实质提供了宝贵经验，对经络实质的揭示有一定的启示。擅长运用针刺、耳针、电针、穴位注射和艾灸等疗法治疗神经内科疾病、消化系统疾病和呼吸系统疾病，还对子午流注针法、中药穴位贴敷治疗慢性支气管炎及哮喘，药物贴脐治疗非特异性溃疡性结肠炎，中药内服治疗斑秃及脂溢性脱发等有深入的研究。主编《针灸意外及其防治》，编写《农村常见病防治手册》和《实用中医保健学》的针灸部分，参与校勘《新编西方子明堂灸经》，主审高树中教授编写的《中医脐疗大全》和戴国华教授主编的《神经病针灸治疗学》。

《针灸意外及其防治》为王老收集文献中的针灸意外并结合自身临证情况编著而成，资料丰富翔实，分门别类，条目清晰，可供临床医师借鉴，此书于 1996 年 11 月由山东科学技术出版社出版发行。

本次校注的具体原则：

1. 全书采用简体横排，加以现代标点符号。

2. 凡本书中异体字、俗写字、古字和一些名词和术语，如“腧穴”“输穴”“俞穴”以符合现代应用规范为准，均径改不出校。

3. 若显系底本有误、脱、衍、倒者，则据他书或本书前后文例、文义改之、补之、删之，并出校注明。若怀疑底本有误、脱、衍、倒者，则不改动原文，只出校，注明疑误理由。若底本因纸残致脱文字者，凡能据字形轮廓或医理可以大体判定出某字者，则补其字，或在注文中注明应补某字。

4. 本书中引录他书文献，虽有删节或缩写，但不失原意，不改。

5. 对难字、僻字、异读字，采用汉语拼音加直音的方法加以注音，并释字义；对费解的专用名词或术语加以注释；对通假字予以指明，并解释其假借义。

6. 从临床角度对书中有关内容加以注解，附以己见，供读者参考。

《针灸意外及其防治》编委名单

前言

针灸学历史悠久，源远流长。随着人类文化和科学技术的进步，这一古老的人类文化和科学技术的进步，这一古老的医学不断地得到补充和发展，更加充满了生机和活力。针灸防治疾病历来以其应用范围广泛，疗效独特，经济简便，相对安全而享誉医林，因而针灸医学得以在我国广泛应用，历久不衰，深受人们的欢迎。特别是随着其走出国，向世界渗透，更是掀起了一股世界范围内的针灸热。

然而，在针灸医学呈现一派繁荣景象的背后，针灸意外也给患者带来了不同程度的伤害。纵览国内外公开报道的案例以及笔者闻知和目睹的实例可以看出，针灸意外发生范围较为广泛，有的后果较为严重，应引起人们足够的重视。多少年来，笔者就有一种强烈的愿望，一定要致力于针灸意外及其防治的研究，以引起广大针灸工作者的高度重视，把针灸意外消灭在萌芽之中，从而进一步推动针灸医学的发展。基于此，我们编写了这部《针灸意外及其防治》一书。

全书共分 4 部分。第 1 部分为绪论，主要阐述了针灸意外的内容、针灸意外及其防治概况以及它的意义，第 2 部分为针灸宜忌，分别论述了毫针疗法、其他针法以及施术等方面的宜忌。第 3 部分为针灸意外相关腧穴的探析，主要论述了对古代“禁针”、“禁灸”腧穴的认识并筛选出容易发生针灸意外的 110 个腧穴进行了剖析。第 4 部分为针灸意外及其防治，分别叙述了针灸意外的分类、防治原则与方法，其中涉及的针灸意外类型全面，在每一种与针灸意外的发生原因、临床表现、预防与处理方法的介绍之后，均附有客观翔实的案例。

本书的特点是注重针灸意外及其防治的系统性、完整性、实用性，可供针灸工作者在医疗、教学、科研中使用，也是针灸医学生和广大针灸爱好者的重要参考书。

因水平所限，书中错漏之处，敬请同道斧正。

编　者

1996 年 10 月

于山东中医药大学附属医院

1 绪论

针灸意外防治学是研究针灸意外的发生原因、病候表现、演变规律以及预防和处理的一门临床学科。在针灸学术广泛渗透和迅速发展的今天，针灸意外亦呈现出了新的态势和特点。怎样才能避免针灸意外的发生，一旦发生又如何正确处理，已日益成为广大针灸工作者所重视的问题。因为这不仅关系到患者的安危和疾病的进退，而且也直接影响到针灸医学的进一步推广和发展。可见，针灸意外与防治的研究亟待加强深入和系统完善。也正是因为有了这种适宜的土壤和氛围。针灸意外防治学便应运而生了。它作为一门新兴的学科，已成为针灸医学的重要组成部分。

1.1 针灸意外的内容

针灸医学历史悠久，源远流长。它疗效独特，经济简便，应用范围广泛，特别是若能把握好针灸宜忌，操作规范，往往更具安全而无毒副作用的特点。正是因为如此，针灸医学在我国广泛应用，历久不衰，深受人们的欢迎。特别是现代医学技术的介入，给这一古老而又独特的医学方法注入了新的生机和活力。针灸医学走出国门，正在遍及世界。世界范围内的针灸热已经说明，针灸医学已不单单是中国医学的组成部分，而且已经成为世界医学的重要组成部分。

同时，我们也必须清楚地看到，针灸的安全性能是相对而言的，而并非绝对安全。若稍有不慎，针灸意外便有可能发生。所谓针灸意外，是指因医者不明针灸宜忌，违反操作规程；或患者配合不当以及自身的某些因素，致使在治疗过程中或治疗后所发生的某些不良反应或意外情况。就其部位和范围而言，针灸意外内能牵涉到脏腑，外可发生于肢节，上能波及头面，下可累及足跗。就其性质和类型而言，既有反应性损伤(如晕针等①)，又有物理性损伤(如

① 晕针等：除晕针外，还有晕灸、晕罐。

气胸等），更有化学性损伤（如血管闭塞性脉管炎等）以及感染性损伤（如乙型肝炎病毒感染等）。可见，针灸意外并非是一个局限的偶发的现象，它已经成为一股与针灸医学发展不相协调的逆流。在临床治疗时针灸意外一旦发生，轻者可给患者造成一时的痛苦，重者则可致使患者终身残疾甚至危及生命。

1.2 针灸意外及其防治概况

纵观古今医学文献可以看出，人们对针灸意外的认识和防治经历一个不断探索和逐步完善的过程。

早在新石器时代，远古人就开始运用针灸来治疗疾病。这就意味着自那时起，针灸意外将不可避免地出现。但由于当时治疗手段的原始和局限以及文献记述上的疏漏等诸多原因，未有针灸意外与防治的载录。但根据当时的历史条件和应用状况推测，针灸意外未必就不曾出现过。直到春秋战国时期，有关针灸意外与防治的内容才见诸文字。

春秋战国时期，社会急剧变化，政治、经济、文化等各个领域都得到了迅速发展，学术思想也日趋活跃。在这种背景下，出现了我国医学史上的宏篇巨著《黄帝内经》（以下简称《内经》）。它不仅是我国现存最早的中医经典著作，而且也是首次论及针灸意外与防治内容的重要文献。细览全书，其在防治针灸意外方面的贡献，可归纳为以下几个方面：

第一，强调针灸禁忌　《内经》中有针灸禁忌方面的论述可达20余篇之多，且涵盖量大，内容丰富。有的论及患者病情的禁忌，如《灵枢·顺逆》篇谓："无刺熇熇之热，无刺漉漉之汗，无刺浑浑之脉，无刺病与脉相逆者。"有的则论及患者体质的禁忌，如《素问·奇病论》载："身羸瘦，无用镵石也"；对于患者心身方面的禁忌，也有具体论述，如《素问·刺禁论》云"无刺大醉，令人气乱。无刺大怒，令人气逆。无刺大劳人，无刺新饱人，无刺大饥人，无刺大渴人，无刺大惊人"；具体到治疗的时间上，亦有明确的禁忌，如《灵枢·五禁》篇曰："甲乙日自乘，无刺头，无发蒙于耳内。丙丁日自乘，无振埃于肩喉廉泉。戊己日自乘四季，无刺腹去爪泻水。庚辛日自乘，无刺关节于股膝。壬癸日自乘，无刺足胫。”其涉及内容之丰富，由此可见一斑。

第二，阐述病候表现　对于误治失治所现病候，经文中亦有确切的描述，例如《素问·刺禁论》载：“刺腋下肋间内陷，令人咳”“刺缺盆中内陷，气泄，令人喘咳逆”“刺膺中陷，中肺，为喘逆仰息”。以上均是对气胸所现症状的扼要描述，这在当时的环境和条件下能描记得如此恰切当属不易。

第三，痛陈不良后果　针灸意外一旦发生，将会出现不同程度的后果，这在经文中已早有触及。如《素问·刺禁论》说：“刺中心，一日死，其动为噫”“刺中胆，一日半死，其动为呕”，指出了刺伤脏腑的危害性。并且在当时还认识到，若误刺伤及脑髓，则后果更为严重，故《素问·刺禁论》又说：“刺头中脑户，入脑立死。”此外，该篇经文还提到了其他部位损伤所致的不良后果，如“刺客主人内陷中脉，为内漏为聋”“刺舌下中脉太过，血出不止为喑”“刺关节中，液出，不得屈伸”等。

第四，注意预防方法　预防为主的思想在《内经》中得到了始终地贯穿和体现。如《灵枢·终始》篇云：“乘车来者，卧而休之，如食顷乃刺之，出行来者，坐而休之，如行十里顷乃刺之。”这就是说，对于乘车和步行来求针的患者，应根据不同的情况让其适当休息一定时间，以使经气安定下来，方可进行针刺，这对防止晕针等异常情况的发生具有重要的指导意义。

东汉至三国时期，针灸医学得到进一步的发展。东汉末年，著名医家张仲景著成《伤寒杂病论》，即后世的《伤寒论》与《金匮要略》。他在文中多次论及一味误用火攻和烧针不当所致的烦躁、惊恐、心悸、胸闷、咽燥、腹痛等并发症以及误治后的处理，如《伤寒论》载：“烧针令其汗，针处被寒，核起而赤者，必发奔豚，气从少腹上冲心者，灸其核上各一壮，与桂枝加桂汤，更加桂二两也”。可见，张氏在针灸意外的处理上还注意了针灸与药物并用的方法。此外，有关针灸意外的案例还散见于同时期的其他著作。如《三国志·魏书》对名医华佗所遇到的一例针灸意外案作了如下载述：督邮徐毅得病，佗往省之。毅谓佗曰：“昨使医曹刘租针胃管[1]，讫，便苦咳嗽，欲卧不安。”佗曰：“刺不得胃管，误中肝也，食当日减，五日不救。遂如佗言。”从而说明该时期误伤重要脏器致死

① 胃管：中脘穴。

的情况并非少见，同时也说明当时的防治技术还相当落后，即使名医华佗也无能为力。

晋代医家皇甫谧，将《素问》、《针经》(即《灵枢经》)、《明堂孔穴针灸治要》(已佚)三书相类原文，集辑一起，“删其浮辞，除其重复，论其精要”，归类编著而成《针灸甲乙经》(以下简称《甲乙》)，这是我国现存最早的针灸专著。书中载有误针引起不良后果的腧穴13个，误灸引起不良后果的腧穴29个，并对这些腧穴所造成的不良后果作了具体记述。如刺神庭诱发癫疾；灸脑户、风府、哑门引起失音；灸地五会使人瘦，不出三年死；灸天府使人逆气；灸经渠可伤神明；灸气冲致不得息；灸丝竹空引起目小及盲等。有的也许是针后出血过多造成，如针颅息出血多杀人；有的则是刺伤重要血管造成，如刺人迎过深杀人，有的是因为针刺过深所致，如刺云门造成气胸，有的是由于消毒不严或用化脓灸引起感染而致，如针刺脐中导致恶疮、灸乳中致生蚀疮等。

唐代是封建社会经济文化的繁荣时期，针灸医学也得到了进一步的发展。著名医家孙思邈精研医道，涉猎广泛，对针灸意外及其防治亦相当重视。他在《备急千金要方》(以下简称《千金》)中指出：“凡微数之脉，慎不可灸”；“脉浮热甚，勿灸”。从而告诫医者对脉象浮数之人应禁灸。同时还强调“凡针手足，皆三日勿洗也”，特别是“合谷穴，针后慎洗手”，以防引起感染。针对某些意外情况，书中还载有防治措施，如“刺舌下两边大脉，血出，勿使刺著舌下中央脉，血出不止杀人”。而一旦出现血流不止，可用“烧铁篿令赤”的方法，“以绝血也”。而同时期的著名医家王焘则倡用灸法，排斥针法，其中原因之一也可能与针刺较难把握，易出事故有关。故其在《外台秘要》(以下简称《外台》)中认为：“其针法古来以为深奥，今人卒不可解。经云：针能杀生人，不能起死人，若欲录之，恐伤性命。今并不录针经，唯取灸法。”

至宋代，针灸医术得到了广泛应用，同时，医者把握不当致人死亡的事故亦时有发生，从而引起了官方的重视，进而使之成为法医验尸定罪的一项内容。如当时著名法医宋慈在《洗冤录》中裁述：“针灸死，须勾医人验针灸处是不是穴道，虽无意致杀，亦须说显是针灸杀，亦可以科医不应为罪。”另外值得一提的还有王怀隐等医家，他们在《太平圣惠方》(以下简称《圣惠》)中较为详细地阐述了针灸宜忌，认为有的病以用针为佳，如上星治头风等，“灸亦得，但不及针”；有的病则宜灸，如百会治鼻塞不闻香臭，“宜灸之”，而治头风则“针之弥佳”等。并指出有的腧穴禁用针刺，如膻中穴，虽《甲乙》云针入三分，而该书则云禁针，“针不幸令人死矣”；而有些腧穴应在某种特别情况下禁刺，如关元穴应在孕期禁针，否则会有“落胎”的可能；有些腧穴只有技术熟练的医者才能施针，如鸠尾治心腹痛有效，然“非是大好手，方可下针，如其不然，取气多，不幸令人死”。同时期的著名医家王惟一在所著《铜人腧穴针灸图经》（以下简称《铜人》）中对某些意外的描写更是客观细致，如承泣穴，“针之令人目乌色”，这显然是指眼部血肿而言。

此外，《圣济总录》（以下简称《圣济》）还罗列了30多个腧穴由于误刺所造成的不良后果以及针灸某些腧穴进行解救的方法。如伤手心令人“闷倒，眼直上”，可刺神庭等穴解救；伤涌泉令人“百神俱散”，可用人中、百会穴解救；伤脑户令人“命绝”，可用囟会穴解救等。从上述的病候表现看，似属现在的晕针，故这些内容至今仍具有重要的指导意义。另外，书中还载有某些误刺后果，均是由于当时历史条件限制和使用针具的差异所致，目前临床并不多见，如刺伤太阳令人“目枯”；刺伤中府令人“鼻塞不闻香臭”等，但仍有一定的参考价值。其后的医家王执中通古而不泥古，在《针灸资生经》（以下简称《资生》）中对某些腧穴的针灸禁忌提出疑义，如心俞原属禁灸之列，而其认为心俞并非不可用灸。并在该书中详细阐述了一些腧穴的针灸宜忌和误治后果。如对于囟会穴“若八岁以下不得针，缘囟门未合，刺之，不幸令人夭”；对于肩井穴，“若刺深，则令人闷倒，不识人”等。

金元时期，针灸意外虽时有发生，但人们对它的认识以及防治的力度都有所加强，特别是对一些常见的针灸意外，已摸索出了一套较为系统规范的防治措施。例如对于晕针这一常见的意外情况，金代医家何若愚在《流注指微针赋》中明确指出：“若学人深明气血往来，取穴部分不差，补泻得宜，必无针晕昏倒之疾；或忽忙之际，畏刺之人，多感此伤，壮者气行自已，怯者当速救疗，假令针肝经感气运，以补肝经合曲泉穴之络；假令针肝络血运，以补本经曲泉穴之经，针入复苏，效如起死，他皆仿此。”从而指出晕针的原因及其防治方法。其后的针灸医家窦汉卿在《针经指南》（以下简称《指南》）中亦对晕针的原因与预防方法作了描述，“空心恐怯，直立侧而多深；背目沉掐，坐卧平而没昏”，这一论点至今仍然适用并指导着临床。此外，该时期防治针灸意外的方法还散见于其他医籍。如危亦林在《世医得效方》中载述："治针灸伤经络，脓血不止：黄芪八两，当归三两，肉桂、木香、乳香（别研）、沉香各一两，为末，用绿豆粉四两，堇汁糊丸，梧桐子大，每服五十丸，不拘时候热水下。"这是一则治疗针灸感染的方剂，由此可以看出当时治疗手段的多样化。

明代是针灸医学发展的昌盛时期，出现了许多著名医家和针灸专著，他们大多论及针灸意外与防治的内容。在此特别值得一提的是，著名医家高武十分重视晕针和折针的防治。高氏在《针灸聚英》（以下简称《聚英》）中分析晕针原因时指出："其或晕针者，神气虚也"；"匆忙之际，畏刺之人多感此"等。对于如何预防晕针，书中进一步指出："凡针灸者，先须审详脉候，观察病证，然后知其刺禁，其经络穴道远近、气候息数、深浅分寸。"对于晕针的处理，高氏依据各家之法加以介绍，其中有"热汤与之"；"掩其面毋令迎风"；"以所内之针施补也"；"夺命穴[①]（注：当肩髃穴与尺泽穴连线的中点处）救之"等。在该时期由于铁针的广泛应用，折针时有发生。对于如何防止折针，高氏在《聚英》中明确阐述："针耀而匀，示人临病，当检视其针，令光耀滑泽匀直而无曲损也，能守此训自不致折矣。"这种施术前检查针具以防断针的方法，仍是当今针灸临床十分注重的必行之法。此外，高氏对火针还深有研究，对于火针的禁忌，他在书中指出："人身诸处皆可行针，面上忌之。凡季夏，大经血盛皆下流两脚，切忌妄行火针于两脚内，及足则溃脓肿痛难退。其知脚气多发于夏，血气湿气，皆聚两脚，或误行火针，则反加肿痛，不能行履也。"这些宝贵经验，直到现在仍具有重要的参考价值。其后，医家李梴在《医学入门》（以下简称《入门》）中又专门介绍了晕针、滞针以及针痛的处理方法。对于晕针，李氏指出："针晕者，神气虚也，不可起针，经针补之，急用袖掩病人口鼻回气，内与热汤饮之，即苏，良久再针。甚者，针手膊上侧筋骨陷中，即虾蟆肉上惺惺穴（注：夺命穴），或足三里穴，即苏，若起针，坏人。"但在目前，若患者出现晕针，应立即将针全部起出，实属必要，而文中"不可起针"、"若起针，坏人"之说则不可取。在滞针的处理上，李氏指出："如病邪吸针，正气未复，再须补泻停待；如再难，频加刮切，刮

① 夺命穴：奇穴之一，《针灸聚英》中首次命名，《医学入门》名惺惺穴。

后连泻三下；次用搜法……次用盘法……次用子午捣臼……出应针，次出主针。"文中"应针"指主穴以外所刺配穴之针。而对于针痛，李氏又明确指出："凡针痛者，只是手粗，宜以左手扶住针腰，右手从容补泻，如又痛者，不可起针，须令病人吸气一口，随吸将针捻活，伸起一豆即不痛，如伸起又痛，再伸起又痛，须索入针，便住痛。"而同时期的著名医家杨继洲在《针灸大成》（以下简称《大成》）中亦专论折针，指出了折针后的处理方法是："一用磁石引其肉中针即出。一用象牙屑，碾细，水和涂上即出"等。上述方法现虽已废用，但在当时的确起到了重要的作用。

清代至民国时期，针灸医学日趋衰落，特别是在清代中期以后，清政府竟以"针刺火灸，究非奉君之所宜"为由，废除了太医院的针灸科。至鸦片战争后，针灸医学更是受到了内外夹击。一方面国民党政府通过了《广止旧医以扫除医事卫生之障碍案》来消灭中医，另一方面帝国主义列强又恶毒攻击针灸是"医疗上的折磨""致死的针"，并加以摧残，致使针灸医学的发展受到了严重阻碍。故该时期有影响的针灸专著较少问世，而涉及针灸意外与防治的内容也不多。但仍值得一提的是，当代医家李守先较为详细地论述了晕针的原因及其防治方法。李氏在《针灸易学》中指出："论晕针，神气虚也，古云色脉不顺而莫针，并忌风雨雪阴天及劳醉房事惊饥居丧之人。先，治三千余人，男晕针者十六人，女晕针者一人。初以指甲掐病人十指甲盖上一分肉上，晕者即醒。会以指甲掐病人鼻下正中肉上，醒而方去，较前更捷。然晕针者，必获大效，以气血交泰之故。俗云：'针不伤人'，此之谓也。"此外，吴亦鼎在《神灸经纶》（以下简称《经纶》）一书中还介绍了晕灸的处理："或着火有眩晕者，神气虚也，以针补之，口鼻气回，热汤与之，略停少顷，依前再施。"这些论述，至今仍具有重要的参考价值。

新中国成立后，随着党的中医政策的贯彻实施，针灸医学得到了迅速发展，作为其重要组成部分的针灸意外与防治研究，也取得了可喜的成就，但同时仍存在着一定的不足。纵览近数十年来的有关医书报刊，再结合临床实际情况，可以说在针灸意外及其防治方面，主要有以下几个特点。

第一，意外范围扩大

随着某些新的治疗方法的应用，新的意外也相应增加。例如，在激光穴位照射应用于临床的同时,"光针反应"这一新的意外也随之出现。此外,随着某些腧穴的开禁、新的腧穴的出现以及治疗范围的扩大,加之少数医者医疗水平不高,责任心不强,使针灸所致的损伤几乎遍及全身各部,譬如在内脏的损伤方面,已达到五脏六腑无所不及的程度。但可喜的是,以前某些发生率较高的针灸意外,现已呈现出下降的趋势。例如,随着医者整体素质的提高和针具的不断改进,折针现象已明显减少;随着瘢痕灸应用的锐减以及施灸的规范操作,灸后感染已较少发生等。

第二,意外报道欠缺

近数十年来,虽然公开刊登于医书报刊的针灸意外已达近千例,但尚远远不足以反映该时期针灸意外的发生情况。从保守的角度估计,这仅仅是针灸意外中的很少部分,还有大量的意外事故未行公开发表。究其原因,有的是重视不够,疏于发表;有的是水平较低,难以发表,而有的则是出于"家丑不可外扬"之虑,不愿发表。这就给针灸意外与防治的研究带来了不利的影响。

第三,基础研究深入

为有效地阻止针灸意外的发生,广大医务工作者十分注重基础研究。例如,有的解剖工作者对尸体进行反复地解剖观察,提出了风府、哑门等穴的针刺方向、角度和深度;有的则从解剖学的角度对小儿和成人胸背部肌肉的厚度进行了测定,确定了进针深度,并阐述针刺引起气胸的病理学基础,而有的则将腧穴学与解剖学知识相结合,出版了有关针灸穴位解剖知识的专著。这就为针灸意外的防治奠定了坚实的基础。

第四,防治力度加强

随着医者素质的不断提高,对针灸意外的认识亦日益深入,其防治力度也大大加强。许多针灸工作者在理论上进行深入探讨,详细阐明了针灸宜忌;而有的则在临床实践中悉心观察,不断地总结着预防和处理针灸意外的经验①。目前临床上已形成一整套较为有效的防治措施,即使针灸意外一旦发生,也大都能及时、正确地进行处理,其防治力度已大大超过了以往任何时期。

---

① 总结着预防和处理针灸意外的经验:上海张仁、梁行编著的《针灸意外预防及处理》,安徽高忻洙等编著的《针灸意外及其防治》及广东伦新等编著的《针灸意外案例选析》均为针刺意外的专著,山东张永臣、贾红玲编著的《古今针灸医案选粹》选录了部分针灸意外医案,这些著作均可以供医林借鉴。

针灸医学自公元6世纪起传入国外后，影响的国家逐渐增多。在这些国家，针灸意外也时有发生，且种类与我国大致相似，他们也相应地总结出了一些具体的防治措施。如在日本，折针的发生率较高，究其原因，主要是与针具的质料和使用方法密切相关。为此，日本研究者做了大量的实验，如电针过程中针体的电解、电蚀实验以及人工折针的动物实验等，探讨出了一整套防治措施。1978年，《医道の日本》社将该刊曾发表过的有关气胸、折针、猝死的文章汇集成册，定名为《针灸过误——气胸、折针、猝死》出版发行，从而为针灸意外的防治与研究提供了宝贵的资料。此外，美国、英国、法国、意大利、瑞士、澳大利亚、韩国、朝鲜以及前苏联等国家，都曾对针灸意外及其防治做过报道和研究，特别是在针灸感染等意外情况的防治方面积累了较为丰富的经验，从而使针灸意外的防治研究更具世界性。

1.3 研究针灸意外及其防治的意义

针灸意外一直是广大针灸工作者多少年来致力研究的问题。只有加强对针灸意外及其防治的研究，才能保障患者的人身安全，提高临床治疗水平，进而促进针灸医学的推广应用，使之走出国门，向世界纵深发展。

2 针灸宜忌

针灸治病，应恰当地把握辨证论治的每一环节，有宜有忌。总的原则是要适应患者的具体病情，以求提高疗效，避免发生针灸意外。

2.1 针刺宜忌

针刺不同于施灸，其发生意外的情况远比施灸所致者为多。因此，临证时一定要根据所选的针具严格操作，宜忌分明。

2.1.1 毫针疗法的宜忌

毫针以其特有的形状、性能和用途成为临床最常用的针刺工具，《内经》中关于针刺技术和治疗经验的论述，基本以毫针为对象。特别是自《内经》以后，毫针刺法几经后人补充和发展，占据了刺法的主导地位，在治疗疾病方面发挥着愈来愈大的作用。但是，我们同时也应看到，毫针刺法所产生的意外情况也往往较其他针法为多，而且其中不乏程度严重者，这就为我们提出了一个十分严肃的同题。临证施术时应如何才能恰当地把握好针灸宜忌，就成了我们解决上述问题的着眼点和突破口。

2.1.1.1 部位的宜忌

腧穴的部位不同，其解剖结构等情况也就有所不同。临证应根据针刺的部位，结合其他情况，以确定宜刺、慎刺还是禁刺。

（1）内应脏腑的部位宜慎刺　《素问·诊要经终论》谓："凡刺胸腹者，必避五脏。"而《素问·刺禁论》亦说："脏有要害，不可不察。"因此，凡胸、胁、腰、腹、背等部位的腧穴，大多内应相关的脏腑。针刺这些腧穴时，一定要把握好所刺的方向、角度和深度，以防发生意外事故。特别是对于胸背部及锁骨附近的腧穴，针刺时一定不要过深，以防刺伤肺脏和胸膜腔而造成气胸。对于肝脾肿大和尿潴留等患者，针刺时亦须注意，一旦出现肝脾或膀胱等脏腑的损伤，后果也往往比较严重。故《素问·刺禁论》[①]云："刺中心，一日死，其动为噫。刺中肝，五日死，其动为语。刺中肾，六日死，其动为嚏。刺中肺，三日死，其动为咳。刺中脾，十日死，其动为吞。刺中胆，一日半死，其动为呕。"这足以说明刺中重要脏器的危害性，但对于文中的"死"字亦应活看，它既含有死亡之义，也含有病情危重之义。

（2）内应脑和脊髓的部位宜慎刺　针刺项部的哑门、风府、风池、天柱等穴以及背脊部的腧穴时，要严格掌握针刺的方向、角度和深度，以防损伤延脑和脊髓。《素问·刺禁论》谓；"刺头，中脑户，入脑立死""刺脊间，中髓，为

① 《素问·刺禁论》：明确指出了刺中五脏的危害、症状和死亡时间。

伛”。临证操作时应以此为鉴。

（3）内应大血管的部位宜慎刺　《素问·刺禁论》云：“刺阴股，中大脉，血出不止，死”“刺郄中大脉，令人仆脱色”。说明针刺误中大血管，如出血不止，可发生出血性休克而危及生命。故对周围布有大血管的腧穴，如人迎、太渊等穴均应慎刺以避之。

（4）眼区的腧穴宜慎刺　《素问·刺禁论》言：“刺面，中溜脉，不幸为盲”；“刺匡上陷骨中脉，为漏为盲”。因此，针刺眼区的承泣、睛明、球后等腧穴时，要注意把握针向、角度和深度，切忌大幅度地提插和捻转，以防刺伤眼球和周围血管而引起失明和血肿。

（5）乳房部位的腧穴宜慎刺或禁刺　乳部有着特殊的解剖结构，针刺该部位的乳根等穴时宜慎之又慎，而该部的乳中穴更是禁不可刺，若针之不慎或贸然刺之，不仅容易损伤心肺，导致严重后果，而且还可致发乳痈而破溃流脓，正如《素问·刺禁论》所说：“刺乳上，中乳房，为肿根蚀。”

（6）关节部位的腧穴宜慎刺　关节部位内容关节囊，针刺时一旦刺伤使其破损，引起滑液漏出或感染，可致关节肿胀疼痛功能障碍。《素问·刺禁论》曾指出：“刺膝髌出液为跛”“刺关节中，液出，不得屈伸”，临证应引起足够的重视。

（7）孕妇的相关部位应禁刺　妇女怀孕 3 个月以内者，小腹部的腧穴禁刺；若怀孕 3 个月以上者，则腹部和腰骶部的腧穴亦禁刺。至于合谷、三阴交、昆仑、至阴等一些通经活血的腧穴，一般也不宜针刺，以防引起堕胎。但胎位不正选用至阴[①]穴则另当别论。

（8）小儿的特殊部位应禁刺　小儿囟门未合时，头顶部的腧穴禁刺。

（9）皮肤的某些异常部位应禁刺　皮肤有感染、溃疡、瘢痕和肿瘤的部位禁刺。

2.1.1.2　体质的宜忌

患者的体质有强弱、肥瘦之不同，并且在一定程度与年龄密切相关。因此，针刺操作时应区别对待，因人而施。

---

① 至阴：纠正胎位用灸法，直接灸或温和灸均可。

（1）形盛体壮者宜深刺　《灵枢·逆顺肥瘦》篇指出："年质壮大，血气充盛，肤革坚固，因加以邪，刺此者，深而留之。"也就是说，凡青壮年多身体壮实，尤对形体肥胖者，刺之宜深。

（2）形瘦体弱者宜浅刺　《灵枢·逆顺肥瘦》篇谓："瘦人者，皮薄色少，肉廉廉然，薄唇轻言，其血清气滑，易脱于气，易损于血，刺此者，浅而疾之。"又云：婴儿者，其肉脆，血少气弱，刺此者，以毫针浅刺而疾发针，日再可也。因此，对于形体瘦弱者，特别是年老体弱及小儿娇嫩之体，刺之宜浅；否则，不但不能起到治疗作用，而且还会导致晕针以及脏器损伤等意外情况的发生。

（3）对寒热体质宜慎刺　患者的体质往往有寒热之偏，临证时，对阳盛或阴虚之体，宜慎用热补之法，而对于阳虚或阴盛之体，宜慎用凉泻之法。此外，有的患者素有某些慢性病、职业病、情志因素、生活习惯和特殊情况等，在针刺时亦应注意。

总之，患者的体质不同，其生理状态和脏腑气血功能也不相同。因此，机体的抗病能力和邪正双方的力量对比也就不同。临床针刺治疗时，一定要具体情况具体对待，方能屡针屡效，万刺不殆。

2.1.1.3 病情的宜忌

针对具体的病情，针刺时应把握好其适应证和禁忌证，或浅或深，或补或泻，刺与不刺，都应明确。

（1）把握疾病性质　疾病有表里、寒热、虚实之不同。病邪留滞于浅表的宜浅刺，留滞于深部的宜深刺。若深浅失宜，不仅不能治病，而且还会致病。正如《灵枢·官针》篇所说："疾浅针深，内伤良肉，皮肤为痈；疾深针浅，病气不泻，支为大脓。"结合表里、寒热、虚实，凡表热证，宜浅刺疾出，并可泻血；里寒证，宜深刺久留；表实证，宜行泻法，浅刺；里虚证，宜行补法，深刺。而对于错综复杂的疾病，尤须分清表里、寒热、虚实，以求深浅适宜，补泻得当。

（2）了解疾病程度　疾病有轻重之分，特别是对于危重证候，如"五夺"、"五逆"等情况，针刺时更应注意。《灵枢·五禁》篇谓："形肉已夺，是一夺也；大夺血之后，是二夺也；大汗出之后，是三夺也；大泄之后，是四夺也；新产及大血之后，是五夺也，此皆不可泻。"又曰："热病脉静，汗已出，脉盛躁，是一逆也；病泄，脉洪大，是二逆也；著痹不移，䐃肉破，身热，脉偏绝，是三逆也；淫而夺形身热，色夭然白，及后下血衃，血衃笃重，是四逆也。寒热夺形，脉坚搏，是五逆也。”上述五夺之证，都是正气大损，针刺时应禁用泻法，否则会犯“虚虚”之戒；而五逆之证，是指病证与脉象相逆，病情严重，针刺时更应慎重，以防出现意外。

(3) 区分暂时现象　对暂时性的劳累、饥饱、情绪激动、气血不定等情况，应当避免针刺。《灵枢·终始》篇强调：“凡刺之禁，新内勿刺，新刺勿内；已醉勿刺；已刺勿醉；新怒勿刺，已刺勿怒；新劳勿刺，已刺勿劳；已饱勿刺，已刺勿饱；已饥勿刺，已刺勿饥；已渴勿刺，已刺勿渴；大惊大恐，必定其气，乃刺之。乘车来者，卧而休之，如食顷乃刺之。出行来者，坐而休之，如行十里顷乃刺之。凡此十二禁者，其脉乱气散，逆其营血，经气不次，因而刺之，则阳病入于阴，阴病出为阳，则邪气复生，粗工不察，是谓伐身，形体淫泺，乃消脑髓，津液不化，脱其五味，是谓失气也。”凡是以上所列举的针刺禁忌的患者，都是因为脉乱气散，营卫失调，经气循环失去次序。如果不注意这些情况草草地施针，就会使病在阳分的误入阴分，病在阴分的传入阳分，以致正气衰弱，邪气复生。医者如不体察这些禁忌，妄行针刺，结果定会导致致患者形体受损，脑髓消耗，津液不生，真气消亡，这就是所调的“失气”。故对上述针刺禁忌，临床上应予充分注意，如遇有新内(行房不久)、新怒、已醉、已饱、已渴、大惊大恐的患者，不是正气已虚，就是营卫失调，气机运行失于稳定，故都不宜针刺。但对《内经》某些禁忌的提法，主要应了解其精神所在，不可拘泥于古人之说，一成不变地刻板套用，在特殊情况下，如气厥、酒精中毒等，非但不为所禁，反而可用针刺进行抢救治疗。

2.1.1.4　选穴的宜忌

选穴是针对病情需要，在辨证立法的基础上进行的。选穴得当与否，直接关系到治疗效果的优劣。因此，临证选穴时宜恰当把握。

(1) 熟练掌握选穴的基本规律　针灸处方的腧穴选取，是以经络学说为指导，根据疾病，辨证归经，辨证选穴，组成处方。其选穴的基本规律可归纳为近部选穴、远部选穴和对症选穴。

① 近部选穴：即在受病的脏腑、五官、肢体等部位，就近选取腧穴进行治疗。如口歪取地仓、颊车；胃病取中脘、梁门等是。此法在临床上应用较为广

泛，既可单取一经，亦可数经同用，旨在就近调整受病经络、器官的阴阳气血，使之平衡。

② 远部选穴：即在受病部位的远距离选穴治疗。《聚英》指出："肚腹三里留，腰背委中求，头项寻列缺，面口合谷收。"这就是远部选穴的典型例证。此法在具体应用时，有本经选穴和异经选穴之分。本经选穴即病变在某一脏腑经脉时，只选取该经脉的有关腧穴治疗，如肺热咳嗽选尺泽，胃火牙痛取内庭等是。异经选穴指许多疾病的病理变化在脏腑与脏腑之间往往是彼此关联、相互影响的，因此治疗时必须统筹兼顾。例如，咳嗽本属肺病，当取肺经的中府等穴。但若属肝火上逆犯肺而致者，则宜同时选取肝经的行间等穴以清泻肝火。肝火得清，肺气才能清肃下降，因而咳嗽自止。正如《素问·咳论》篇所说："五脏六腑皆令人咳，非独肺也。"因此，临证选穴时必须因证而异，切不可简单地对号入座。

③ 对症选穴：针对某些较突出的症状选取的腧穴。该法一般属于治标的范畴。如昏迷选人中，高热选大椎等。这些个别症状的解除，可以为治本创造有利条件。应用时根据病情的标本缓急，适当地来用对症选穴法，也是针灸处方中不可忽视的环节。

以上三法，在临床上应视病情的需要，既可单独应用，也可相互配合应用。

(2) 选穴宜少而精　　针灸治病取效与否，并不决定于取穴的多少。《灵枢·官能》篇曾说："先得其道，稀而疏之。"这就强调选穴时要先了解阴阳、脏腑、经络、气血等生理知识，掌握色、脉、逆顺、标本等诊断方法。在明于五输的基础上，力求执简驭繁，选穴精当，做到"稀而疏之"，以免多针密取，给患者带来不必要的刺痛灸灼之苦以及晕针等异常情况的发生。故近人承淡安先生指出："治病取穴，在可能范围内，应尽量少取，做到精简疏针。避免多针滥刺，以期减少病者遭受不必要的痛苦。"这确属经验之谈。当然，在临床上选经用穴时，并不是单纯为了疏针而不多取，而必须在"先得其道"的基础上，根据客观的实际病情，结合针灸的特点以及腧穴的性能，随变而调之。这样不仅可以达到取穴上的少而精，而且可以使处方效专力宏。这是在临床上应该切实注意把握的。

(3) 选穴宜利于体位的选择　　在不影响疗效的前提下，选取腧穴时应兼顾到体位的选择，尽可能使其所选的腧穴能容纳于一种体位，切忌无谓地面面俱到，给患者造成不必要的麻烦。但确属病情需要者，也不必拘之。

2.1.1.5 体位的宜忌

针刺时患者体位选择得适当与否，对于腧穴的正确定位、针刺的施术操作、留针的持续时间以及防止晕针、滞针、弯针甚至折针等，都有很大影响。因此，选择体位时应注意把握，以免有误。

(1) 临床可供选择的体位有仰卧位、俯卧位、侧卧位、截石位、仰靠坐位、俯伏坐位、侧伏坐位、正坐托颐位、屈肘仰掌位、屈肘俯掌位和屈肘侧掌位等多种。每一种体位都有一定的适用范围，选择何种体位，应根据处方的要求和患者的病情等情况决定。一般而言，选择体位应以医者能正确取穴，操作方便，患者肢体舒适并能持久留针为原则。

(2) 不论取何体位，都必须让患者有所依附，切忌悬空而刺，否则会因患者体位的不自主改变而出现弯针、折针等异常情况。故刺前要倚后，刺后要着前，刺左要靠右，刺右要扶左。只有这样，才能确保针刺过程中体位的准确性。

(3) 对于体质虚弱、精神紧张、初次受针和有晕针史的患者，应尽可能避免坐位而采取卧位，以防晕针。

(4) 对于小儿、精神病患者以及其他不合作者，要有熟练的助手或合适的随员帮助固定体位后方可施针，以防意外，一般仅运用适当手法，达到目的后即可快速出针，不宜置针久留。

(5) 对于肢体疼痛剧烈、畸形或其他活动受限者，应结合患者自身的情况以及治疗的要求，灵活地选择体位，总以患者能舒适自然为度，切忌采用强迫体位。否则，非但不利于治疗，还容易出现意外。

(6) 视所选的腧穴，在可能的情况下，应尽可能采用一种体位以避免不必要的麻烦。但若因治疗需要和某些腧穴定位的特点确系采用两种不同体位时，应根据患者的体质、病情和留针时间等具体情况灵活掌握。

(7) 体位一旦确定，针刺操作和留针过程中就不宜再行变动，以防出现弯针、折针和脏器损伤等意外情况。

2.1.1.6 定穴的宜忌

定穴的准确与否，直接关系到针刺的疗效和患者的安危。临证可根据处方用穴的要求，按照腧穴的定位方法，逐穴进行定取，力求达到准确无误。

（1）合理地选择定穴方法　临床常用的定穴方法可分为骨度分寸法、体表标志法、手指比量法和简便取穴法四种。每一种定穴方法都有一定的适用范围，故厘定腧穴时应合理地选择，正确地运用。

① 骨度分寸法：是指以骨节为主要标志按比例折算周身各部的大小、长短作为定穴标准的度量方法。常用的骨度分寸是根据《灵枢·骨度》篇的论述，并在医疗实践中经后人修改补充而来的，不论男女、老少、高矮、肥瘦，均可按这一标准度量。在临床上若按取穴部位骨度的全长，用手指划分为若干等份来定取腧穴，称作“指测等份定位法”。例如，取间使穴时，可将肘横纹至腕横纹的十二寸划分为两等份，再将近腕的一等份复划分两个等份，这样腕上三寸的间使穴便可迅速而准确地定出了。

此外，在应用骨度分寸法时，一定要明确该骨度法具体的适应范围，用直寸还是横寸，其起止点的位置是否找准等，以便于最后定穴。

② 体表标志法：是根据人体体表标志而定取腧穴的方法。人体体表标志有两种：一种是不受人体活动影响而固定不移的标志，如五官、指（趾）甲、乳头和肚脐等，称作“固定标志”；一种是需要采取相应的动作姿势，才会出现的标志，包括关节、肌肉、皮肤随活动而出现的孔隙、凹陷、皱纹以及肌腱的显露等，称作“活动标志”。在应用体表标志法特别是活动标志法定穴时，一定要使动作姿势达到标准要求，否则难以正确定穴操作。例如，取肩髃穴时，应将上臂外展至水平位，在肩峰与肱骨大结节之间才会出现明显的凹陷。若外展上臂太过或不及，则肩峰与肱骨大结节之间的凹陷将不明显。这样不但不利于定穴，而且还会给操作带来不便，甚至容易出现弯针等异常情况。

③ 手指比量法：即在分部折寸的基础上，以患者的手指为标准来定位取穴的方法。包括中指同身寸法、拇指同身寸法和横指同身寸法（即一夫法）三种。在临床应用时，应把握好每一种方法的适用范围。中指同身寸法一般适用于四肢部取穴的直寸和背部取穴的横寸；拇指同身寸法主要适用于四肢部取穴的直寸；而横指同身寸法多用于下肢部的直寸以及背部的横寸。此外，该定穴法是以患者的手指为标准来度量取穴，而不宜用医者手指来直接量取。若医者需用自己的手指为标准来度量取穴，也必须参照患者身材高矮情况适

当增减比例，否则会影响到腧穴定位的准确性。

④ 简便取穴法：是临床上常用的一种简便易行的取穴方法。如垂手中指端处取风市；两耳尖直上连线中点取百会等是。临床定穴时，如遇有某一腧穴既有简便取穴法，又有其他取穴法时，应首先考虑选用简便取穴法。因为该法不仅简便，而且还相当准确。

(2) 准确地定量腧穴　　仅仅合理地选择了定穴方法还远远不够，还必须根据腧穴的位置、取法和局部解剖知识来严格地厘定。为求得定穴的准确，可用手指进行按压、捏掐等，以探求病人的感觉反应。一般来说，当按压到酸胀感应较明显处即是腧穴的所在。对于腧穴的定取，要求不能有任何偏差，特别是对于一些危险部位的腧穴，如眼区的承泣、睛明以及大血管周围的人迎、太渊等穴，更应严格厘定，以防意外事故的发生。

2.1.1.7　消毒的宜忌

针刺前必须注意严格消毒。消毒范围主要包括针具，医者手指和施针的部位。要求医者对每一消毒步骤与具体要求都必须全面了解严格操作规程，切实把握宜忌，以防感染。

(1) 针具①的消毒　　消毒的方法很多，可根据具体条件选用以下方法：

① 高压蒸气消毒：将修整好的针具用纱布包好，放在密闭的高压蒸气锅内消毒。一般在 98.07～137.30 kPa 的压力，115～123℃的高温下保持 15 分钟以上，即可达到灭菌要求，该消毒法消毒质量高，有条件者应尽可能首选之。

② 药物浸泡消毒：将针具放在 75％的酒精内浸泡 30～60 分钟，取出擦干后即可应用。也可将针具置于 0.1％新洁尔灭加 0.5％亚硝酸钠的器械消毒液内浸泡 30～60 分钟后，擦干使用。应用该消毒法时要把握好消毒的质量。一是消毒要密闭进行，以防酒精等消毒液的挥发而削弱灭菌的强度；二是浸泡时间定要充足，以免时间过短而达不到消毒要求。

③ 煮沸消毒：将针具用纱布包好放入清水锅内，进行煮沸。一般在水沸后再煮 15～20 分钟，亦可达到消毒目的。因此法不需特殊设施，故在基层单位较为常用。但该法对针具具有一定的腐蚀作用，容易导致针尖变钝。如在

① 针具：现在多使用一次性消毒针灸针，但要注意保质期。

水中加入重碳酸钠使之成为2%的溶液,可以将沸点提至120℃,且能降低沸水对针具的腐蚀作用。使用该法时,还应切实把握好煮沸时间。只有煮沸时间充足,才能起到应有的消毒效果。

此外,直接与毫针接触的针盘、镊子等也需进行消毒。经过消毒的毫针,必须放在消毒过的针盘内,外以消毒纱布覆盖。切忌使针具暴露,以免出现新的污染。对于某些传染病患者使用过的针具,必须另行处理,严格消毒,专人专用。或使用灭菌的一次性针具。

(2) 医者手指的消毒　　医者在每处置一个患者前都必须将手指消毒一次。消毒时应先用肥皂水将手洗刷干净;待干后再用75%的酒精棉球擦拭。施术时医者应避免用手指直接接触针体,若必须接触针体时,可用消毒干棉球作为间隔物,以保持针体无菌。

(3) 施针部位的消毒　　在患者需要针刺的部位应用75%的酒精棉球严格擦拭。或先用2.5%的碘酊涂擦,然后再用75%的酒精棉球脱碘。擦拭时应从中心向外绕圈擦拭,切忌自外向内或乱无次序地涂擦。对位于毛发、眼区、耳郭、腋窝、关节和会阴等特殊部位的腧穴,必须仔细擦拭。对于承泣、睛明、球后等容易出现感染的腧穴,更应注意严格消毒。另外,消毒的棉球不可太干或太湿,亦不可撕开再用,更不要一个棉球消毒数个腧穴。穴部消毒后,必须保持洁净,切忌抚摸,以免再次污染。

(4) 特殊消毒　　应用普通的消毒法并不一定能将所有的病菌全部灭杀。在极少数有可能漏网的病菌中,乙型肝炎病毒便是其一。杀灭这种特殊病毒必须使用特殊的消毒方法。目前国内多选用优安静溶液作为针具和医者手指的特殊消毒剂。具体方法是,取优安静甲、乙溶液各1 mL与400 mL水配成1∶400的溶液,将用毕的针具放入浸泡15分钟即可使用。因该溶液易发生氧化反应,故不可长时间浸泡,以防针具腐蚀。医者施术后,亦应在优安静溶液内将手浸泡,或用优安静棉球拭手,以防乙肝病毒交叉感染。

2.1.1.8　选针的宜忌

针具选择得合适与否,不仅影响到医者的操作和治疗效果,而且还事关患者的人身安全。因此,选择毫针时必须从以下几个方面加以注意。

(1) 就毫针的质料而言,应以不锈钢针为首选。因为不锈钢针富有弹性和韧性，且耐热和防锈，不易被化学物品腐蚀，故目前临床上应用广泛。而金针与银针，因其价格昂贵，弹性较差，故目前较少应用。至于铁针、铜针和普通钢针等针具，因容易锈蚀，弹性、韧性及牢固度较差，故现已置之不用。

(2) 在选择毫针①时，如发现损坏或不符合要求者，必须予以剔除，或待修复后再用。切忌勉强使用，以防给患者造成不必要的痛者。一般在检查时应注意以下几个方面：

① 检查针尖：针尖端正不偏，光洁度高，圆而不钝，利而不锐，形如松针。如针尖过钝则不易进针，勉强刺入体内，多有疼痛等不适感觉；针尖过锐，进入人体后稍加捻动或接触到肌腱等较硬组织，针尖便容易卷曲，钩伤局部的组织。同时应注意针尖是否有卷毛和钩曲。检查时可一面转针，一面用手指抵抹针尖，若针尖有钩曲即能觉察出来。此外，亦可用消毒干棉球裹住针身下段，另一手将针随转随抽，如果退出时针尖上带有棉絮或感觉不光滑者，即是针尖有毛钩。针尖一旦有毛钩，应用细砂纸或细磨石重行磨尖，并随磨随注意其圆度和钝度是否适当。若难以修复者，应弃之不用，以防止操作时损伤周围组织而引起疼痛。

② 检查针身：针身以光滑挺直、圆正均匀、坚韧而富有弹性为佳。使用时应检查有无斑剥、锈痕、弯曲以及上下是否匀称等，如针身粗糙，弯曲有折痕或锈蚀明显者，肉眼观察即可发现。若弯曲小而不明显的，可将针放在光洁的桌面上轻轻滚动，当某处不能与桌面紧贴而隆起时，则表示该处有折曲。对针身斑锈剥蚀较小者，应细心检查，用拇、食二指上下拉擦针身，如有不平滑感即是折裂剥蚀处。因针身是直接刺入穴位的部分，故若有异常，特别是呈直弯不能修复者，应剔除不用。否则针刺时易出现疼痛、折针等异常情况。

③ 检查针根：正常情况下针根应牢固，不应有松动和剥蚀现象。如发现，则应剔除之，以防折针。

④ 检查针柄：针柄以金属丝缠编紧密均匀，牢固不松脱、便于捏持施术为佳，检查针柄是否松动，可用一手执住针柄，另一手捏紧针身，两手用力离合拉拔，或做相反方向的捻转，如有松动即可觉察。

---

① 选择毫针：此为预防针刺意外中折针、断针的关键之处。

(3) 在选择毫针时,还应根据患者性别的不同、年龄的长幼、形体的肥瘦、体质的强弱、病情的虚实、病变部位的表里浅深以及所取腧穴的具体部位等情况,选择长短、粗细适宜的针具。一般来说,男性、体壮、形肥、病变部位较深者,宜选取稍粗稍长的毫针。反之,若女性、体弱、形瘦、病变部位较浅者,则应选取较细较短的毫针。至于根据腧穴的所在具体部位进行选针时,一般是皮肉浅薄之处和针刺宜浅的腧穴,选针宜细宜短;而皮肉丰厚和针刺宜深的腧穴,则选针宜粗宜长。此外,初学者或指力较差者可选用稍粗稍短的毫针,以便于进针和手法操作;而指力较好、手法熟练者可选用稍细稍长的毫针,以求减少进针时的疼痛。总之,选针不宜过长过短,也不宜过粗过细。若选针过长则不易操作,且容易刺深而引发事故;选针过短则刺不到应有深度,而影响疗效。若刺后深及针根部,折针后更不易处理;若选针过粗,又容易导致进出针的疼痛;选针过细,则难以进针和行针施术。故选针时必须细酌。

(4) 选择毫针时应以将针刺入腧穴应至之深度后,而针身尚露在皮肤外稍许为宜。如应刺入 0.5 寸,可选 1 寸的毫针;而应刺入 1 寸,则可选用 1.5 寸的毫针。以免针身全部刺入,折针后难以处理而发生意外。

2.1.1.9 进针的宜忌

进针法又称入针法,是指将针刺入穴内的方法。能否将针准确、顺利、安全、无痛地刺入腧穴,是医者在进针时应当切实注意把握的。

(1) 医者进针前应通过细心观察和语言诱导,力求解除患者的心理负担以及对针刺的恐惧感,使其精神安定、心情舒畅,在心理状态较佳的情况下接受治疗。正如《标幽赋》所说:"凡刺者,使本神朝而后入;既刺也,使本神定而气随,神不朝而勿刺,神已定而可施。"所谓"使本神朝",就是使患者神志安定,神随气至。只有这样,医者针刺时才能得神取气、提高疗效。否则,不但不易获效,而且还易出现晕针等异常情况。

(2) 医者进针时必须全神贯注,恰如《素问·针解》篇所形容的那样:"如临深渊不敢堕也,手如握虎欲其壮也。神无营于众物者,静志观病人,无左右视也。"若医者精神不专,不能贯神于针,往往容易出现操作上的失误。

(3) 进针时应刺手和押手并重,不可小视押手的作用。针刺操作时,一般将持针的手称为"刺手",按压腧穴、辅助进针的手称为"押手"。临床施术时是用右手持针，左手按压并辅助，故通常称右手为刺手，左手为押手。刺手的作用，主要是掌握毫针。刺手持针的姿势，一般以拇、食、中三指来持针柄，以无名指抵住针身。在进针时运用指力，使针尖快速透入皮肤，再行捻转，刺向深层。而押手的作用，主要是固定穴部皮肤，使针能准确地刺中腧穴，并使针身有所依附，不致摇晃和弯曲。如果运用押手方法熟练，不仅可避免或减轻针刺时的疼痛，而且还能加强和调节针感，以提高治疗效果。临床施术时，刺手和押手多配合使用。在进针时应一边按压，一边刺入，使针尖透入皮肤，然后按照要采用的各种手法，进行操作。《难经·七十八难》谓："知为针者信其左，不知为针者信其右。"而《标幽赋》也说："左手重而多按，欲令气散；右手轻而徐入，不痛之因。"这就说明，刺手的作用固然重要，而押手的作用也不可低估。押手不但能够协助定穴、辅助刺手进针，而且还能避免或减少进针时的疼痛。故进针时应刺手和押手并重，不可偏废。

（4）应熟练掌握具体的进针法及其适用范围和操作要点。具体的进针法一般包括以下几种：

① 随咳进针法：这是古代较为常用的进针方法。《金针赋》明确指出："且夫下针之先，须爪按重而切之，次令咳嗽一声，随咳下针。"《神应经》亦说："取穴既正，用左手大指掐穴，右手置针穴上，令嗽一声，随嗽内针至分寸。"令患者咳嗽一声，在咳嗽之时，右手持针刺入，左手爪、切、掐、按腧穴配合之，可使患者注意力分散，因而能减轻针刺时的疼痛和恐惧感。目前该方法在民间仍广泛应用。

② 单手进针法：即用刺手的拇、食指持针，中指端紧靠腧穴，指腹抵住针身下段，当拇、食指向下用力按压时，中指随之屈曲，将针刺入，直刺至所要求的深度。此法适用于短针的进针。

③ 双手进针法：即双手配合，协同进针。该类进针法主要包括以下几种：

指切进针法：又称爪切进针法，是用左手拇指或食指端切按在穴旁，右手持针，紧靠左手指甲而将针刺入穴内。此法适用于短针的进针。

夹持进针法：或称骈指进针法，即用左手拇、食二指持捏消毒干棉球，夹住针身下端，将针尖固定在所刺腧穴的皮肤表面位置，右手捻动针柄，将针刺入腧穴。此法适用于长针的进针。

舒张进针法：即左手拇、食指将所刺腧穴部位的皮肤向两侧展开，使皮肤绷紧，右手持针，使针从左手拇、食二指的中间刺入。此法主要适用于皮肤松弛部位如腹部腧穴的进针。

提捏进针法：即左手拇、食二指将针刺腧穴部位的皮肤捏起，右手持针，从捏起的上端将针刺入。此法主要适用于皮肉浅薄部位尤其是面部腧穴进针。

④ 针管进针法：即将针先插入用玻璃、塑料或金属制成的比针短三分左右的小针管内，放在被针腧穴的皮肤上，左手压紧针管，右手食指对准针柄一击，使针尖迅速刺入皮下，然后将针管撤掉，再将针刺入穴内。这种方法的优点是进针不痛，多用于儿童和精神紧张的患者。

(5) 进针时应怎样才能避免或减轻疼痛是医者需要注意把握的问题。进针时的疼痛，往往是患者不愿接受针刺治疗的直接原因。因此，欲想避免或减轻进针时的疼痛，医生必须做到进针技术熟练，刺手和押手密切配合，动作协调一致，指力轻巧，破皮进针速度要快，一般来讲，无论用何种手法进针，都应先用指甲在皮肤上切后再刺。正如《大成》所说："宣散气血，不伤营卫，而后进针。"

(6) 进针时应避开瘢痕等坚硬组织，并且要做到用力均匀，速度适宜。切忌因用力过猛、速度过快而导致弯针、折针。

2.1.1.10 针向的宜忌

所谓针向，是指针刺时针尖所指的方向。针刺方向主要是依据经脉循行走向、腧穴分布部位、病灶所在位置以及透穴的要求等情况来决定。掌握正确的针刺方向，是获得针感，施行补泻，提高疗效，防止意外事故发生的重要环节。

临证确定针刺方向时应注意以下几点：

(1) 向安全方向刺　由于所选腧穴不同，其周围组织结构亦不相同。许多腧穴临近重要脏器组织或者大血管等，针刺时一定要选择好正确方向以避之。如前胸和侧胸部的腧穴宜沿肋间隙向外斜刺或平刺，以免伤及心肺等重要脏器；位于项部的哑门、风府、天柱等穴宜向下斜刺，风池穴宜向鼻尖方向针刺，切忌向上斜刺，以防误入枕骨大孔而损伤延髓；位于胸骨上窝的天突穴宜先向后刺 0.2 寸，然后将针尖转向下方，紧靠胸骨后方刺入，不可向后下斜刺，以免损伤肺和有关的动、静脉。

(2) 向病灶方向刺　　利用斜刺或平刺，将针尖调向病灶处，再施以手法，有利于促使针感传导至病所，从而相应地提高临床疗效。

(3) 根据经脉循行走向刺　　《大成》谓："得气以针头逆其经络之所来，动而伸之，即是迎；以针头顺其经脉之所在，推而内之，即是随。"也就是说，针尖随着经脉循行去的方向刺为补法；针尖迎着经脉循行来的方向刺为泻法，这种以经脉顺逆结合针向迎随的补泻手法，谓之迎随补泻法。

(4) 根据透穴要求刺　　运用透穴法时，针尖所向则是需要透达的腧穴。如地仓透颊车，是从地仓穴进针，将针尖刺向颊车穴。反之，颊车透地仓，则是从颊车穴进针，将针尖刺向地仓穴。该法能扩大针刺范围，增强针感，提高疗效。

(5) 多向刺　　从某一固定腧穴进针后，退至浅层再依次向四周多向针刺，以起到舒筋活络、通经止痛的作用，临床上主要用于痹证。《灵枢·官针》篇中的"恢刺"、"合谷刺"即属此法。

2.1.1.11　角度的宜忌

针刺的角度是指进针时针身与皮肤表面所形成的夹角。它是根据腧穴所在的部位和临床治疗要求而定的。针刺角度选择得合适与否，不仅关系到疗效，而且也关系到安全问题。

(1) 必须明确针刺角度的分类和适用范围。

① 直刺：是指针身与皮肤表面呈 90°角，左右垂直或近乎垂直刺入。此法适用于人体大部分腧穴，尤其是肌肉丰厚部位的腧穴。

② 斜刺：是指针身与皮肤表面呈 45°角左右倾斜刺入。此法适用于肌肉较浅薄处，内有重要脏器组织、不能深刺或不宜深刺的腧穴。

③ 平刺：又称横刺或沿皮刺。是指针身与皮肤表面呈 15°角度左右沿皮刺入。此法适用于皮肉浅薄部位的腧穴或在透穴时应用。

(2) 切忌角度错乱，以免影响疗效，发生意外事故。在进针之前，何穴宜直刺，何穴宜斜刺或平刺，应心中有数，切忌错乱。若本应直刺而反斜刺或平刺，则不易得气，影响疗效；本应平刺或斜刺而却直刺，那么，轻者针难深入，容易出现疼痛、血肿、弯针或折针等意外情况，重者则会损伤内脏，甚至危及生命。故选择角度时应详察。

2.1.1.12 深浅的宜忌

针刺的深浅是指针身刺入腧穴的深浅度数。针刺深浅是否得当，直接关系到患者的安全和治疗的效果。因此，临床操作时尤需注意。针刺深浅应根据患者的年龄、体质和病情，结合腧穴的部位、经脉的阴阳属性、补泻要求以及时令等情况决定。一般以既有针感，又不伤及重要脏器为原则。

(1) 根据年龄定深浅　年龄不同，其生理状态和气血盈亏情况不同，针刺治疗时也应有所区别。老年人生机减退，气血渐亏；小儿脏腑娇嫩，形气未充，故对年老体弱及小儿娇嫩之体，针刺宜浅；而对于中青年身体强壮者，则针刺宜深。

(2) 根据体质定深浅　就体质而言，形瘦体弱者宜浅刺，形盛体壮者宜深刺。故《灵枢·终始》篇说："凡刺之法，必察其形气。"

(3) 根据病情定深浅　由于疾病有阴阳、表里、寒热、虚实以及病情缓急之不同，故针刺深浅也应相应地不同。一般来说，阳证、表证、新病宜浅刺；阴证、里证、久病宜深刺。《素问·刺要》指出："病有浮沉，刺有浅深，各至其理，无过其道。过之则内伤，不及则生外壅，壅则邪从之。浅深不得，反为大贼。"《针灸问对》(以下简称《问对》)亦说："惟视病之浮沉，而为刺之浅深。"说明针刺的深浅，必须结合病情。否则，不但无效，还会变生意外。

(4) 根据部位定深浅　针刺的深浅还要根据腧穴所在的部位而定。一般皮肉浅薄或内应重要脏器的部位，如头面及胸背等处，宜浅刺；而肌肉丰厚之处，如臀部、腰腹及四肢等部位，可适当深刺。

(5) 根据经脉的阴阳属性定深浅　《灵枢·阴阳清浊》篇云："刺阴者，深而留之；刺阳者，浅而疾之。"也就是说，阳经属表一般宜浅刺，阴经属里一般宜深刺。故在针刺操作时可结合参考之。

(6) 根据补泻要求定深浅　每一种针刺补泻手法，都有其具体的操作要求。如提插补法之先浅后深，提插泻法之先深后浅，徐疾补法的先在浅部得气，徐疾泻法的先在深部得气等。而此时的深浅度数应严格按照补泻要求来定，切不可失度，否则难以达到补虚泻实的效果。

（7）根据时令定深浅　由于人体与时令息息相关，针刺必须因时而宜，故《素问·诊要经终论》说："春夏秋冬，各有所刺。"而《难经·七十难》更是明确指出："春夏者，阳气在上，人气亦在上，故当浅取之；秋冬者，阳气在下，人气亦在下，故当深取之。"春夏季人体阳气行于上，在皮毛之间，邪气中人也较浅，故针刺宜浅；秋冬季人体阳气行于下，在分肉筋骨之间，邪气中人也较深，故针刺宜深。针刺深浅结合季节时令的变化而有所不同，对于提高针刺治疗效果起着一定的作用。

总之，针刺的深浅应根据以上诸因素综合而定，切不可执一而舍它，否则，其结果必然会影响到疗效，甚至还会导致意外事故的发生。

2.1.1.13　手法的宜忌

针刺手法①主要包括行针手法和补泻手法两大类。清人李守先在论针灸之难时曾经指出："难不在穴，在手法耳。"说明针刺手法尤其是针刺补泻手法难学难精。也正因为如此，临床治疗时才更应切实把握，以免因操作不当而误治失治。

（1）必须熟练掌握行针手法的操作要点和适用范围。进针后为了获得针刺感应而行施的一定手法，谓之行针。行针手法包括基本手法和辅助手法两大类。

① 基本手法：是行针的基本动作，包括提插法和捻转法。

提插法：是将针刺入腧穴的一定深度后，使针在穴内进行上下、进退的操作方法。将针从浅层向下刺入深层为插，由深层向上退至浅层为提。提插的幅度、频率，需视病情和腧穴而定，提插的幅度不宜过大，一般以3～5分为宜，同时频率也不宜过快。而皮肉浅薄部位的腧穴，不宜进行提插，以免弯针、折针。一般来说，提插幅度大，频率快，刺激量就大；提插幅度小，频率慢，刺激量就小。

捻转法：是将针刺入腧穴的一定深度后，施行一前一后地来回旋转捻动，反复数次。捻转的角度和频率也因病情和腧穴而异。捻转的角度大，频率快，刺激量就大；捻转的角度小，频率慢，刺激量就小，捻转的角度一般宜掌握在

① 针刺手法：不宜过多追求手法的操作，否则易引起针刺晕针、断针等意外。

180°～360°左右。另外，必须注意捻转时不宜单向转动，否则针身容易牵缠肌纤维，使患者局部疼痛，并造成进、出针的困难，此谓滞针。

以上两种基本手法，在临床上既可单独应用，也可相互配合应用。

② 辅助手法：是为了促使针后得气，或加强针感的一类行针手法。常用的辅助手法有以下几种：

循法：针刺不得气时，可以用循法催气。循法是用手指顺着经脉循行路线，在腧穴的上下部位轻柔地循按。《大成》载："凡下针，若气不至，用指于所属部分经络之路，上下左右循之，使气血往来，上下均匀，针下自然气至沉紧。"本法主要是激发经气的运行，而使针下容易得气。但操作时切不可用力过大，若循按或叩拍太过，不但不易得气，反而会阻碍经气的运行，使局部肌肉紧张度增高，针下产生疼痛。

弹法：又称弹柄法，是用手指轻轻叩弹针柄，使针体微微震动，以加强针感。正如《问对》所说："如气不行，将针轻轻弹之，使气速行。"但临床操作时叩弹不可过猛，以免弯针、拆针和滞针，也不宜过频，以免产生相反作用，致使经气速去。

刮法：又称刮柄法、划柄法，是指将针刺入腧穴一定深度后，使拇指或食指指腹抵住针尾，用拇指、食指或中指爪甲由下而上轻柔地频频刮动针柄的方法。本法在针刺不得气时用之可以激发经气，促使得气。对已得气者可以加强针刺感应的扩散。但刮时一定要用力均匀，指节灵活，且指甲不宜过长或过短，要修剪平整，使之光滑，否则难以规范操作。

摇法：又称摇柄法，是指将针刺入腧穴一定深度后，手持针者时进行摇动，如摇橹或摇辘轳之状。此法若直立针身而摇，可以加强针感；若由深而浅直立地将针随摇随提，可以出针泻邪；若卧倒针身而摇，一左一右，不进不退，如青龙摇尾，可使针感单向传导，故《问对》曰："摇以行气"。该法主要在于行气泄气，清热泻实，因而寒证、虚证尤其是久病气虚者忌用。

飞法：本法的作用在于催气。《入门》载："以大指、次指捻针，连搓三下，如手颤之状，谓之飞。"操作时以捻转为主，一般将针先做较大幅度地捻转，然后放手，拇、食指张开。一捻一放，反复数次，如飞鸟展翅之状，可使针感增强。但行针时宜缓宜均，不宜速猛，否则易引起滞针疼痛。

颤法：又称震法或震颤法，是指将针刺入腧穴一定深度后，用右手持针做小幅度地快速提插，如手指颤动之状。此法主要用于催气，针刺后气不至，用手轻颤针身可催气速至。若气至后颤之，则能加强针感。应用颤法时贵在轻柔，不宜大幅度地颤动和震摇，以免引起疼痛和滞针。

辅助手法：可根据不同情况选用，如弹法、刮法可应用于一些不适宜做大幅度捻转的腧穴；飞法、颤法可应用于某些肌肉丰厚部位的腧穴；而摇法则可应用于较为表浅部位的腧穴。通过针刺基本手法和辅助手法的施行，主要使腧穴部位能产生适度的经气感应，以疏通经络、调和气血，达到防治疾病的目的。

(2) 应切实把握针刺补泻手法的操作要点和注意事项。针刺补泻手法必须在得气的基础上才能施行。换言之，得气是施行针刺补泻手法的前提。根据针刺补泻手法的繁简不同，一般分为单式补泻手法和复式补泻手法两大类。

① 单式补泻手法：又称基本补泻手法，是通过运用较为简单的手法达到补虚泻实、扶正祛邪目的的一类补泻手法。常用的单式补泻手法有：

提插补泻：是主要根据提插动作的轻重以及幅度的大小来区分补泻的一种手法。具体地说，针下得气后，先浅后深，重插轻提，提插幅度小，频率慢者为补法；反之，先深后浅，轻插重提，提插幅度大，频率快者为泻法。在具体操作时，应对上提下插动作的用力大小加以区别把握。此外，其提插的幅度和频率，应根据患者的病情和体质酌情而定，切不可过大过快。

该补泻法主要适用于皮肉丰厚之处特别是四肢部位的腧穴，而皮肉浅薄部位的腧穴，不宜施行提插补泻手法，否则难以操作并容易出现弯针、折针。

捻转补泻：是主要根据捻转角度的大小、用力的轻重以及频率的快慢来区分补泻的一种手法。即针下得气后，捻转角度小，用力轻、频率慢者为补法；而捻转角度大，用力重，频率快者为泻法。在具体操作时，应注意用拇指和食指末节的指腹部来回捻转，捻转的手法轻快自然。捻转时，切忌单向持续捻动，以防肌纤维缠绕针身而出现滞针。

徐疾补泻：是以进、出针过程的快慢来区分补泻的一种手法。其补法是在浅部得气后，将针徐徐地向下推入到一定深度，退针时疾速将针提至皮下，而泻法是急速进针，将针一次进到应刺的深度候气，得气后徐徐将针退至皮下。

该手法可结合提插补泻和开阖补泻应用。其中的徐与疾是相对而言的，应根据具体情况决定。

迎随补泻：又称针芒补泻，是根据针芒逆顺经脉循行方向来区分补泻的一种手法。具体来说，针刺得气后，针芒随着经脉循行的方向推进为补法；而针芒迎着经脉循行的方向推进为泻法。进针时一般采用斜刺或平刺，针芒直指该补泻法所要求的方向。有时也可根据具体情况采用直刺，待得气后再将针芒方向调整，以逆顺经脉循行方向来施行补泻。

呼吸补泻：是将针刺施术与患者呼吸时机相结合来区分补泻的一种手法。即患者呼气时进针，吸气时出针为补法；吸气时进针，呼气时出针为泻法。因该手法需医患配合，故施术前必须先作必要说明，使患者呼吸平稳。而且医者自始至终应手不离针，全神贯注，手、眼、心合一，否则会影响该手法的实施及疗效的提高。

开阖补泻：是以出针后是否按压针孔来区分补泻的一种手法。若出针后迅速按压针孔，无令真气外泄者为补法；出针后摇大针孔而不加按压，以使邪气尽出者为泻法。由于该手法是主要用于出针时的补泻，故一般不作单独应用，常与其他手法特别是徐疾补泻手法配合应用。

平补平泻：近人所指的平补平泻手法，是指进针得气后均匀地提插、捻转即可出针而言。此与《神应经》和《大成》之平补平泻名同而实异，临床更加以区别应用。

② 复式补泻手法：又称综合补泻手法，是一种比较复杂的针刺补泻手法。这些手法是以徐疾、提插、呼吸、开阖等单式手法为基础组成的，是两种以单式手法的综合运用。这里仅介绍其中的烧山火和透天凉两种手法的操作要点和注意事项。

烧山火法：又称热补法，是一种能使针下甚至患者全身产生热感的针刺手法。具体操作时应视腧穴的可刺深度，分作浅、中、深三层，先浅后深，每层依次各做重插轻提（或结合捻转补法）动作九次，然后一次退至浅层，如此视为一度，有的患者即可有热感。如无热感，可反复数度。本法操作时可结合呼吸补法、开阖补法同用，主要用于治疗各种虚寒证。临床操作时应切实掌握进、退针的层次和提插的幅度，要求层次分明，提插均匀。即在提插时针尖上下的幅度必须局限于一个层次内，切忌一次轻一次重，忽而快忽而慢。同时，每次提插时，必须分清轻重，不能模糊。施术时还必须让患者注意力集中，细心体会针感，但不可给予暗示。此外，该手法一般用于肌肉丰厚部位的腧穴，而四肢末端和头部腧穴不宜施行该法。

透天凉法又称凉泻法，是一种能使针下产生凉感的针刺手法。具体操作时应视腧穴的可刺深度，分作浅、中、深三层，针刺入后直插深层，先深后浅，每层依次各做重提轻插(或结合捻转泻法)动作六次，即为一度。如未出现凉感，可反复数度。本法也可结合呼吸泻法、开阖泻法同用。临床主要用于治疗肌热骨蒸等热证。具体操作的注意事项与烧山火法大致相同，可参考之。此外，凉感较难产生，不宜强求。在针刺操作三度后若仍未有凉感，可留针 10～15 分钟，这样凉感仍有出现的可能。

(3) 不论是运用行针手法还是补泻手法，操作时都应结合患者对针刺的敏感度进行，既不能过弱，也不能过强，力求适中。若刺激过弱往往会影响疗效的提高；而刺激过强，则患者难以耐受，甚至还会出现晕针等异常情况。

(4) 运用针刺补泻手法时应操作规范，切忌手法错乱甚至反误。《灵枢·邪气脏府病形》篇曾明确指出，“补泻反则病益笃”。临证操作时应以此为鉴。

2.1.1.14　留针的宜忌

将针刺入腧穴行针施术后，使针留置穴内称为留针。这是针刺治疗中的一个重要环节，对于提高针刺疗效有着重要意义。通过留针可以起到加强针刺的作用，同时也便于继续行针施术。留针时要把握以下几个方面。

(1) 掌握留针的方式

① 静留针法：即将针刺入腧穴后不行针，让其安静、自然地留置穴内，静留以待气至。《素问·离合真邪论》之“静以久留”即是此法。

② 动留针法：是指将针刺入腧穴先行针待气至后，留置一定时间，或在留针期间再施以手法，行针后复留针，叫动留针法。

③ 提留针法：是指将针由深部提至浅部，留置于皮下，过一定时间后出针的方法。《大成》谓：“提留者，如出针至于天部之际，须在皮肤之间，留一豆许，少时方出针也。”

(2) 把握留针的时间　　留针时间要因病、因人、因时、因穴而异。

① 因病留针：这是确定留针时间的主要因素。《灵枢·九针十二原》谓："刺之而气不至，无问其数。刺之而气至，乃去之，勿复针。"说明对于一般病证，在得气后就可出针。但根据目前临床实际应用效果来看，对于一般病证大多以留针20～30分钟为宜。而对于一些特殊病证，如急性或顽固性疼痛、寒性及痉挛性病证等，可适当延长留针时间，有时可长达数小时之久，以便增强、巩固疗效。

此外，临证还可根据病程、病位确定留针时间。如《灵枢·寿夭刚柔》篇指出："病九日者，三刺而已；病一月者，十刺而已。"而《灵枢·终始》篇则言："久病者，邪气入深，刺此病者，深内而久留之。"因此，一般对于病程短、病情轻、病位较浅在表者，可不留针或留针时间宜短；久病不愈、病情较重、病位较深在里者，留针时间宜长。

② 因人留针：患者的年龄、体质不同，留针的时间也有差异。小儿脏腑娇嫩，形气未充，且善动难静，不易配合，故一般不宜留针，年老或形体瘦弱者大多气血已衰，故留针时间宜短；青壮年患者大多形体强壮，气血充盛，可以深刺而久留针。

另外，由于患者对针刺的敏感度不同，留针时间也应有所区别。对针刺反应敏感者，针刺后容易得气，针感较强，放散较远，留针时间可短；对针刺反应不敏感者，针刺后得气慢，针感较弱，留针时间可长。

③ 因时留针：发病有四季之不同，以季节而论，春夏宜刺浅而留短，秋冬宜刺深而留长。

④ 因穴留针：即根据所针腧穴属经脉的不同而确定留针时间。手足三阴三阳经，其经脉长短，气血多少各异，留针时间也应有所不同。《灵枢·经水》篇谓："足阳明，五脏六腑之海也，其脉大血多，气盛热壮，刺此者，不深弗散，不留不泻也。足阳明深六分，留十呼；足太阳深五分，留七呼；足少阳深四分，留五呼；足太明深三分，留四呼；足少阴深二分，留三呼，足厥阴深一分，留二呼。手之阴阳，其受气之道近，其气之来疾，其刺深者皆无过二分，其留无过一呼。"这就是说，在留针时间上，阳经腧穴较之阴经为长，足经腧穴较之手经为长，临证施术时可参考应用之。

总之，留针与否，留长留短，不可一概而论，应根据患者具体情况，综合以上因素而定。《灵枢·寒热病》篇指出:“凡刺之害,中而不去则精泄;不中而去则致气。精泄则病甚而恇,致气则生为痈疽也。”在此强调了留针时间要适宜,否则易损伤正气,或变生它症,后患无穷。若本应出针而反留之,则如张志聪所说:“过伤其气,而致泄其生源,故病益甚而恇。”且留针时间过长,还会导致后遗感等异常情况出现。若刺未中病而出针,则邪气无以排除,会于病不利。因此,留针时间要恰当、灵活地把握,不可做机械地硬性规定。

(3) 避免留针时针体全部刺入腧穴　留针时应让针体露出皮肤 0.5 寸左右,切忌将针体全部刺入穴内,以防折针后难以处理而发生意外。

(4) 要确保留针过程的安全性　在留针过程中,要注意腧穴处针具的防护,避免相关仪器(如周林频谱仪、TDP 治疗仪等)的碰砸或衣物的盖压等,以防出现弯针、折针或内脏损伤等意外情况。

2.1.1.15　出针[①]的宜忌

在施行针刺手法或留针后,达到一定的治疗要求时,便可出针。出针是毫针刺法操作规程中的最后一道程序。出针的要求是避免疼痛,防止出血,消除针后的不适和配合补泻。一般出针时,应先以左手拇、食两指持消毒干棉球按于所针皮肤周围,右手持针作轻微捻转并慢慢提至皮下,然后退出。《针灸大全》(以下简称《大全》)指出:“出针贵缓,急则多伤。”但由于出针与针刺补泻有着密切的联系,因此,若施行徐疾补泻或开阖补泻手法时,则应按其各自的具体操作要求,将针起出。关于出针法,《医宗金鉴》(以下简称《金鉴》)指出:“拔针之时切勿忙,闭门存神要精详,不沉不紧求针尾,此诀须当蕴锦囊。”而《大成》则认为:“凡持针欲出之时,待针下气缓不沉紧,便觉轻滑,用指捻针,如拔虎尾之状也。”所谓“如拔虎尾之状”,即是形容出针必须轻巧、小心而言。

出针看似简单,实则稍有疏忽,便会引发意外情况。因此,在实际操作时应引起足够的重视。

(1) 出针时应与处方相参照,检查针数,以防遗漏。一旦漏针,则会成为弯针、折针甚至内脏损伤的可能因素。

(2) 出针时不可猛用暴力,特别是针下沉紧或滞针时,更不可急于出针,

---

① 出针:主要防止漏针。

用力猛拔，否则患者会感觉疼痛，容易出血，严重时导致折针。

(3) 除配合徐疾补泻和开阖补泻等手法外，出针后均应用干棉球按压针孔片刻，以防出血。对于头面、五官和四肢末端容易出血的部位，按压的时间应适当延长。由于眼区腧穴出针时最容易出血，故承泣、睛明、球后等，腧穴起针后的按压时间再作延长，一般以3分钟左右为宜。且只宜按压，不可按揉，以防出现血肿。

(4) 出针后切忌用手指直接按压针孔，以防引起感染。

2.1.2 电针疗法的宜忌

电针疗法[①]是用电针仪输出脉冲电流，通过毫针作用于人体经络腧穴，以治疗疾病的一种方法。电针不仅能代替长时间的持续行针，节省人力，而且，还能比较客观地控制刺激量。此外，电生理效应亦能产生治疗作用，尤其是对于一些顽固性疾病有着较好的疗效。该疗法在具体应用时应注意以下几个方面。

(1) 必须明确电针仪的波形及其作用，以使正确、合理地进行选择。

① 疏波：频率较慢，一般为2～5次/秒。疏波刺激作用较强，能引起肌肉收缩，提高肌肉和韧带的张力，对感觉和运动神经的抑制发生较迟。常用于治疗痿证以及各种肌肉、关节、韧带和肌腱的损伤等。

② 密波：频率较快，一般为50～100次/秒。密波能降低神经的应激功能，对感觉神经起抑制作用，随之对运动神经亦产生抑制作用。常用于止痛、镇静、缓解肌肉和血管的痉挛以及针刺麻醉等。

③ 疏密波：是疏波和密波自动交替出现的一种波形。疏波和密波的持续时间各约1.5秒，这样能避免单一波形易产生适应的缺点，并且其兴奋作用占优势，能促进代谢和血液循环，改善组织营养，消除炎性水肿。故常用于治疗坐骨神经痛、三叉神经痛、肩关节周围炎、面瘫、肌无力以及扭伤闪挫等疾病。

④ 断续波：是有节律地自动时断时续的一种疏波。其断续交替各持续

---

① 电针疗法：由于针的跳动，易引起滞针、弯针、断针、折针，甚者由于跳动幅度过大引起老年患者骨折。

1.5 秒，机体不易产生适应。并且动力作用较强，能提高肌肉组织的兴奋性，对横纹肌有良好的刺激收缩作用。常用于治疗痿证、瘫痪等多种疾病。

⑤ 锯齿波：是波幅按锯齿形自动起伏变化的一种波形。其频率一般为 16～25 次/分，接近人体的呼吸节律，故可用于刺激膈神经（相当于天鼎穴部）作人工电动呼吸，以抢救呼吸衰竭的患者，故又称“呼吸波”。此外，该波还能提高神经肌肉的兴奋性，调整脏腑经络功能，改善气血的运行。

（2）一般来说，通电腧穴不宜太多，应以 1～2 对为宜，否则会因刺激过强而患者不易耐受，或针后有不适感觉等。

（3）每次治疗前应检查电针仪输出是否正常；治疗后，须将输出电位退至零位，以免给再次使用带来不便和危险。

（4）在使用电针仪时，如遇有输出电流时断时续，往往是电针仪的输出部分发生故障或导线根部断损所致，应修理后再行使用。

（5）在左右两侧对称的腧穴上使用电针时，如一侧感觉过强，这时可以将左右输出电极对换。对换后，如果原感觉强的变弱，而弱的变强，则说明该现象是由于电针仪使输出电流的性能所致；如果无变化，则说明是由于针刺的部位不同而引起。

（6）电针感应[①]较强，通电后往往会产生不同程度的肌肉收缩，故须事先告诉患者，让其思想上有所准备，以便能更好地进行配合。操作时，电流应从小到大，切勿突然增强，以免因肌肉强烈收缩而出现剧痛、晕针、弯针或折针等意外情况。

（7）电针仪最大输出电量在 40 V 以上者，最大输出电流应控制在 1 毫安以内，以免发生触电事故。直流电或脉冲直流电有电解作用，容易引起折针和灼伤组织，故不能作为电针仪的输出电流。

（8）严重心脏病患者，应用电针时应严加注意；在邻近延髓、脊髓的部位使用电针时，电流强度要小，切勿进行强刺激。此外，对于上述心脏、延髓和脊髓等部位，应避免电流回路通过，以防出现不测。

---

① 电针感应：电针由于波形不同，会产生一定的震动，同时引起肌肉收缩和舒张，有可能产生针体向体内深入，如针刺部位在胸腹、腰背部要预防气胸、刺中肝、肾等的发生。

(9) 本疗法孕妇慎用。

(10) 温针灸用过的毫针，针柄表面因氧化而不导电；有的针柄是用铝丝绕制而成，并经氧化处理而镀成金黄色，由于氧化铝绝缘，故亦不导电。对于以上两种毫针，使用时电针输出线应夹在其针体上，否则电流难以通过。

(11) 在治疗过程中，应注意随时调节输出强度，以免出现适应现象而影响疗效。

2.1.3 水针疗法的宜忌

水针疗法又称“穴位注射疗法”，是根据腧穴的治疗作用和药物的药理作用，选用相应的中西药物注入有关腧穴治疗的疾病的方法。该疗法治疗范围较广，目前已应用于内、外、妇、儿以及五官等临床各科，并发挥着独特的治疗效能。在临床具体应用时应把握以下几点。

(1) 注意无菌操作，应一个穴点选用一个针头，以防感染。

(2) 注意药物的性能、药理作用、剂量、配伍禁忌、过敏反应和有效期限，并注意有无沉淀、变质等情况。对有过敏反应的药物应先做皮试，切忌贸然注射。

(3) 药液必须在进针得气后抽无回血的情况下才能注射。如抽有回血，说明已刺入血管内，应重新调整针头方向以避之。

(4) 在神经干周围注射时，应避开神经干。如在进针时触及神经干，患者会相应地有麻电感出现，此时应退针并改变角度以避之，以免损伤神经。

(5) 一般情况下，药液不宜注入关节腔和脊髓腔，以免导致损伤。

(6) 在内有重要脏器的部位注射时，切忌过深，否则容易发生意外事故。

(7) 每个穴点注射的药量应适中，不宜过多或过少。注射时一般应缓慢注入，不宜过快，以免出现疼痛等异常情况。

(8) 孕妇的腹部、腰骶部以及合谷、三阴交等禁刺的腧穴，不宜使用该疗法，以免引起流产。

(9) 对于年老体弱者，选穴宜少，药液剂量亦需酌减，以防晕针。

2.1.4 火针疗法的宜忌

火针疗法是指将特制的针具用火烧红针尖后，迅速刺入穴内以治疗疾病的方法。该疗法具有温经散寒、通经活络、软坚散结、清热解毒和升阳举陷等作用，主要用于寒湿痹痛、瘰疬、痈疽、虚寒胃腹疼痛以及泄泻和痢疾等证。在具体应用时应注意以下几个方面。

(1) 临证操作时要力求“红、准、快”。所谓“红”，是指针刺前必须将针烧至通红的程度，这是火针操作的关键步骤。《大成》曾说：“灯上烧，令通红，用方有功。若不红，不能去病，反损于人。”目前较为方便的方法，是用酒精灯进行烧针；所谓“准”，是指定穴和进针必须准确无误，否则，不但会影响疗效，而且也容易出现意外；所谓“快”，是指动作衔接和进针要快。也就是说，将针烧红后，针体离开火焰，刺入腧穴，这一连串的动作要连续快捷，不宜迟缓或间顿，以求避免或减轻进针时的疼痛。

(2) 针刺的深度应恰当把握，切忌深浅失宜。《大成》在论火针深浅时曾经指出：“切忌太深，恐伤经络，太浅不能去病，惟消息取中耳。”火针针刺深度应根据患者的病情、体质、年龄和针刺部位的肌肉厚薄、血管深浅而定。一般而言，四肢和腰腹部腧穴可刺 0.2～0.5 寸，而胸背部腧穴宜刺 0.1～0.2 寸，不可过深。

(3) 操作时大多迅速刺入，迅速拔出，一般不宜留针。有时视病情需要可酌留 1～5 分钟，如治疗淋巴结核时，可留针 1～2 分钟，以便清除消化干酪样坏死组织。

(4) 施术前应疏导患者消除恐惧心理，施术过程中应密切观察其神情表现，以防晕针。

(5) 操作时应注意安全，防止烧伤或火灾等意外事故的发生。

(6) 面部除治疗痣和扁平疣之外，一般不宜用火针。因火针刺后，有可能遗留小的瘢痕，影响美观。故《大成》谓：“人身诸处，皆可行火针，惟面上忌之。”对于血管和主要神经分布部位亦不宜用火针，以免出现损伤。

(7) 糖尿病患者禁用火针，因其针后针孔不易愈合在针刺后，局部呈现红晕或红肿未能完全消失时，应避免洗浴。针后局部发痒，亦不能用手搔抓，以防感染。

2.1.5 三棱针疗法的宜忌

三棱针疗法是以三棱针为针具来点刺患者体表的一定腧穴或浅表血络，

放出少量血液以治疗疾病的方法。本疗法亦称“刺络疗法”或“放血疗法”。

三棱针是用于点刺出血的针具，出自古代九针中的“锋针”。《灵枢·官针》篇说：“病在经络痼痹者……病在五脏固居者，取以锋针。”《灵枢·九针论》亦谓：“故为之治针，必筩其身而锋其末，令可以泻热出血，而痼病竭……主痈热出血。”这是应用三棱针疗法祛病的最早记载。该疗法具有开窍泄热、通经活络、消肿止痛等作用，主要用于各种实证、热证以及瘀血、疼痛等疾病，如高热、中暑、咽喉肿痛、目赤肿痛、昏厥、中风闭经、头痛、痞积、疖肿、顽癣、丹毒、扭伤闪挫、顽麻久痹以及痔疾等。在具体应用时应把握以下几点。

(1) 应熟练掌握该疗法的操作方法。其具体方法包括以下几种：

① 点刺法：针前先在欲[①]针部位推揉使之充血，常规消毒后，左手拇、食、中三指夹紧被刺部位或穴位，右手持针，用拇、食二指持住针柄，中指指头紧靠针身下端，针尖露出 0.1～0.2 寸，对准已消毒的部位或穴位，刺入 0.1～0.2 寸，随即将针迅速退出，轻轻挤压针孔周围，使之出血少许，然后用消毒干棉球按压针孔。此法多用于指趾末端部位的腧穴，如十宣、十二井穴等。

② 散刺法：这是对病变局部周围进行点刺的一种方法。应用时可根据病变部位大小的不同，酌刺 10～20 针，多者可刺 20 针以上；刺时应由病变外缘环形向中心点刺，以促使瘀血或水肿得以尽排，达到祛瘀生新、消肿活络的目的。此法多用于局部瘀血、血肿、水肿或顽癣等疾病。针刺深浅应根据局部肌肉的厚度以及血管的深度而定。

③ 挑刺法：是用三棱针挑破某些腧穴或反应点的表皮，使之出血或流出黏液；或刺入 0.2 寸左右的深度，挑出皮下的白色纤维组织以治疗疾病的方法。例如，痔疾于腰背部寻找阳性反应点或选取八髎穴；麦粒肿于肩胛区寻找阳性反应点或选取大椎穴等。反应点类似丘疹，颜色呈灰白、棕褐或淡红不等，压之不褪色，要注意与痣、毛囊炎和色素斑等相区别。每次一般挑刺 1～2 个反应点或穴点。挑刺需进行常规消毒，挑刺后局部应以消毒敷料覆盖。

④ 泻血法：先用带子或橡皮管，结扎在针刺部位上端(近心端)，然后立即

---

① 欲：原为“预”，据文义改。

消毒,针刺时左手拇指压在被针刺部位下端,右手持三棱针对准被针刺部位的静脉,刺入脉中随即将针迅速退出,使其流出少量血液,出血停止后,再用消毒干棉球按压针孔。当出血时,也可轻按静脉上端,以助瘀血外出而使毒邪尽泄。

(2) 刺络放血时,手法宜轻、宜浅、宜快,切忌用力过猛。

(3) 一般出血不宜过多,应以如珠如点为宜。

(4) 切忌刺伤大中动脉,因为动脉不易止血。如果不慎刺伤也不必惊慌,应立即用干棉球按压针孔,持续片刻即可止血。此外,泻血时针刺不宜过深,以免穿透血管壁,造成血液内溢。

(5) 操作时切忌刺激过强,以防晕针。

(6) 由于三棱针刺后针孔较大,故必须注意严格消毒,避免感染。

(7) 对于本疗法,体弱、贫血、孕妇及产后慎用,而有自发性出血倾向或损伤后出血不止者禁用。

(8) 为确保安全,术毕应让患者适当休息一定时间(15 分钟左右),方可离开,不宜速去。

2.1.6 皮肤针疗法的宜忌

皮肤针疗法是以皮肤针为针具来叩刺体表的一定部位、穴位或路线,以治疗疾病的一种方法。该疗法治疗范围较广,主要用于痿证、痹证、斑秃、头痛、眩晕、失眠、咳嗽、哮喘以及口眼㖞斜等疾病。在临床应用时须注意以下几个方面。

(1) 应正确、规范地持针。持针时,应以左手拇、中两指尖持针柄,食指置于针柄中段上面,无名指和小指将针柄固定在小鱼际处,针柄末端露出手掌约1～2 cm,这样可以充分、灵活地运用腕力。而不宜采用握拳式持针等不正确术式,因为这样叩打时不便使用腕力,针易摆动,叩击不准,缺乏冲力,且易损伤皮肤,导致出血。故持针时应避免之。

(2) 应明确叩刺的部位和方式。皮肤针的叩刺一般分为循经叩刺、穴位叩刺和局部叩刺。

① 循经叩刺:即沿着经脉循行路线进行叩刺。如腰背痛可沿着督脉及膀

胱经路线进行叩刺等是。

② 穴位叩刺：是根据穴位主治作用进行叩刺的一种方法。如咳喘、哮喘可叩刺中府、膻中、肺俞、膏肓等穴位进行治疗。

③ 局部叩刺：是指在病变局部进行叩刺，如斑秃、顽癣等，可在其局部进行散刺或围刺等是。

(3) 应掌握正确的叩刺方法。叩刺时落针要稳、准，针尖与皮肤呈垂直接触，提针要快。叩刺时应发出短促而清脆的哒、哒声。这种叩刺，不是用臂力，也不是用压力，而是用腕部的弹力。叩刺时一定要弹刺、平刺，而不宜慢刺、压刺、斜刺或拖刺。频率也不宜过快或过慢，一般以每分钟 70～90 次为宜，弹刺手法的优点在于冲力强，能产生转瞬性疼痛这一良性刺激。叩刺后的针眼容易闭合而不致出血。

(4) 应把握适宜的刺激强度。患者年龄、体质、病情以及叩刺部位不同，刺激强度亦应相应地不同。

① 弱刺激：用较轻腕力进行叩刺，以局部皮肤微微潮红，患者略感或不感疼痛为度。适用于老人、小儿、虚证患者以及头面五官和肌肉浅薄处。

② 强刺激：用较重腕力进行叩刺，以局部皮肤隐隐出血、患者感觉疼痛但能忍受为度。适用于年壮体强、实证患者以及肩、背、腰、臀等肌肉丰厚处。

③ 中等刺激：以中等腕力进行叩刺，以局部皮肤潮红但无渗血、患者稍觉疼痛为度。适用于一般疾病和多数患者，除头面等皮肉浅薄处外，其他一般部位均可用之。

(5) 针刺前应严格检查针具，如有针尖钩毛或缺损、针锋不齐者，应更换或修理之。

(6) 针具应严格消毒，切忌一次消毒后交叉使用，以免造成交叉感染。

(7) 叩刺局部皮肤如有出血，应进行清洁处理，以防感染。

(8) 局部皮肤有疮疡或破损者禁用本疗法。

2.1.7　皮内针疗法的宜忌

皮内针疗法又称“埋针疗法”，是将特制的小型针具刺入腧穴部位的皮内，固定留置一定时间，给皮部以弱而持久的刺激，以达到防治疾病目的的一种方法。本法常用于某些需要久留针的慢性顽固性疾病以及经常发作的疼痛性疾病,如头痛、眩晕、失眠、健忘、咳嗽、哮喘、牙痛、胃痛、胁痛、月经不调、痛经、扭伤闪挫以及风湿痹痛等病证。在临床应用时应把握以下几点。

(1) 应熟练掌握其具体的操作方法。皮内针是用不锈钢制成的小型针具,有图钉型和麦粒型两种。图钉型皮内针,多用于面部及耳穴等需要垂直浅刺的部位。操作时用镊子夹住针柄,将针尖对准腧穴刺入,使环状针柄平整地留在皮肤上,然后用胶布固定;而麦粒型皮内针,操作时用镊子夹住针身,沿皮横刺入穴内,使针与经脉呈十字交叉状,针身埋入穴内 0.2～0.4 寸,然后用胶布将留在皮外的针柄固定即可。

(2) 皮内针的留置时间,可根据季节和病情而定。一般留置 1～2 天,多者可达 3～7 天。暑热天气留置时间不宜超过 2 天,以防感染。留置期间,每隔 4 小时左右用手按压埋针处 1～2 分钟,以加强刺激,提高疗效。

(3) 埋针前应仔细检查针具,以免发生折针。

(4) 胸腹部和关节附近不宜埋针,以免因呼吸或活动而出现疼痛或弯针、折针。

(5) 埋针后,若患者感觉疼痛或妨碍肢体活动时,应将针取出,改选腧穴重埋。

(6) 埋针期间,针处不可着水,以防感染。

2.1.8　激光针疗法的宜忌

激光针疗法又称“光针疗法”,是利用激光束照射腧穴以治疗疾病的方法。激光是 60 年代发展起来的一门科学,是人们对原子物理、光学、光谱学、微波技术和量子力学等多种学科综合研究的结果。它是一种新光源,具有单色性好,相干性强,方向性优以及能量密度高,易穿透皮肤等特点。产生激光的装置叫激光器,常用的激光医疗机有氦—氖光医疗机、二氧化碳激光医疗机、氩离子激光医疗机以及氦—镉激光医疗机等,其中以氦—镉激光医疗机最为常用。

激光对生物机体的作用尚未完全明了,一般认为利用小功率氦—氖激光照射腧穴治疗疾病,主要是通过光、热、压强和电磁效应影响相关的经络腧穴,调整人体的阴阳平衡和气血运行，改善脏腑功能，从而起到治疗作用。该疗法适应证较广，目前主要用于偏头痛、鼻炎、鼻窦炎、支气管炎、支气管哮喘、胃及十二指肠球部溃疡、高血压病、神经衰弱、多发性神经炎、面神经麻痹、三叉神经痛、坐骨神经痛、痛经、闭经、胎位不正、乳腺炎、甲沟炎、斑秃、丹毒、冻疮、神经性皮炎、慢性结肠炎、慢性前列腺炎、下肢溃疡、关节炎、腱鞘炎、外伤性截瘫、急慢性扭挫伤以及脊髓灰质炎后遗症等疾病。在临床应用时应注意以下几个方面。

(1) 在使用前必须检查一下地线是否接好，有无漏电或混线等问题，然后才能使用。否则，容易发生触电等意外情况。

(2) 应依据患者照射的部位来选择适宜的体位。例如，若照射手部，宜把支板支起，将手放在上面；若照射足部和腹背部，宜让患者采取卧位；若照射面部，可让患者坐在椅子上等。

(3) 当医疗机启动后，激光管不亮或出现闪烁①现象时，表明启动电压过低，此时应立即断电，并将电流调节旋钮沿顺时针方向转 1～2 档停 1 分钟后，再将电源开关打开。切勿多次开闭电源开关，以免引起故障。

(4) 在治疗过程中，激光器可以间断使用，但最长不宜超过 4 小时。治疗结束后应将电源开关关闭。

(5) 临床应用小功率氦—氖光照射腧穴进行治疗时，其功率一般为 1～30 mA，穿透组织深度为 10～15 mm，照射距离一般为 20～30 mm，最远为 100 mm。另有一种刺入式激光仪，可通过特制针具直接照射腧穴深部。应用时可根据患者具体情况进行选择。一般每日照射 1 次，每次 2～4 穴，每穴照射 2～5 分钟。

(6) 在治疗过程中，医者要戴用激光防护眼镜，不可对视光束，以防损伤眼睛。

(7) 在照射治疗时，光束一定要对准需要照射的病灶或腧穴，尤其是治疗眼病时，更需特别注意，切忌直射眼睛。

(8) 照射时间，应根据患者的病情和体质等情况灵活而恰当地把握。

---

① 烁：原为"辉"，据文义改。

(9) 在不影响疗效的情况下，应尽量采用较低功率输出，并适当控制照射时间。同时应不断摸索、积累治疗经验，细心观察患者的表情变化，以防发生光针[①]反应。

2.2 施灸宜忌

灸法是针灸学的重要组成部分，它是将艾绒等药物置于或悬于体表的腧穴部位，进行烧灼或熏熨，借灸火的热力以及药物的作用，以达到防病治病目的的一种方法。灸法具有温经通络、散寒逐痹、消瘀散结、回阳固脱和防病保健等作用，可用来弥补针刺之不足，故《灵枢・官能》篇明确指出："针所不为，灸之所宜。"由于灸法的种类较多，操作方法不尽相同，因而在具体应用上也各有宜忌，临证时必须加以明确并恰当把握之。

2.2.1 艾条灸的宜忌

艾条灸是用特制的艾条在腧穴上熏灸或灼烫的一种治疗方法。艾条的制作是取艾绒 24 g，平铺在 26 cm 长、20 cm 宽，质地柔软疏松而又坚韧的桑皮纸上，卷成直径约 1.5 cm 的圆柱形，越紧越好，用胶水封口即成，此为无药艾条。如在艾绒中掺入其他药物粉末即为有药艾条。在临证施灸时，应把握以下宜忌。

(1) 宜熟练掌握其不同的操作方法和适用范围。临床常用的操作方法有以下三种：

① 温和灸：将艾条的一端点燃，对准施灸部位，约距皮肤 2～3 cm 左右进行熏灸。一般每穴灸 5～10 分钟，灸至皮肤红晕为度。此法大多用于慢性病的灸治。

② 雀啄灸：将艾条的一端点燃，对准施灸部位，但与皮肤并不保持一定距离，而是像鸟雀啄食般地上下移动。此外，也可均匀地向左右方向移动或反复

① 光针：疑为晕针。

旋转施灸，此谓“回旋灸”。这些方法能产生较强的温热感，故大多用于急性病的灸治。

③ 实按灸：将艾条的一端点燃，隔布或棉纸数层按压在腧穴上灼熨，使热力透入穴内，火灭热减后重新点燃再行按灸。一般每穴可按灸数次至十数次。古时的太乙针灸和雷火针灸均属此法，临床主要用于风寒湿痹、各种痛证以及某些急性病等。

(2) 灸虽能疗病，但若运用不当，亦有流弊。因为，灸能益阳，亦能伤阴，故对阴虚阳亢和邪热内炽的患者，不宜施灸；凡阴虚劳瘵、咯血吐血、肝阳头痛、中风闭证以及热毒炽盛等疾患，皆应慎用灸法。

(3) 要明确艾条施灸的顺序。《千金》曾说：“凡灸当先阳后阴，……先上后下。”即一般先灸阳部，后灸阴部；先灸上部，后灸下部。具体应用时则需灵活，如治疗脱肛，可先灸长强以收肛，后灸百会以举陷。

(4) 孕妇的腹部、腰骶部以及合谷、三阴交等禁穴不宜施灸。

(5) 对于昏厥、局部感觉减退的患者以及小儿施灸时，医者应将左手食、中两指置于施灸部位的两侧，这样可以通过医者手指的感觉来测知患者局部受热的程度，以便随时调节施灸距离，掌握施灸时间，防止皮肤灼伤。

(6) 施灸时要注意勿使燃着的艾绒脱落，以防灼伤皮肤和烧损衣物。

(7) 在施灸过程中要注意观察患者的表情和反应，以防出现晕灸现象。

(8) 施灸后，若局部皮肤出现微红灼热，属于正常现象，无需处理。如因施灸过热，时间过长，局部出现小水泡，只要注意不擦破，则会自然吸收。如水泡较大，可用消毒的毫针刺破水泡，放出水液或用注射针抽出水液，再涂以龙胆紫，并以纱布包敷即可。

(9) 尚未用完的艾条①应装入小口玻璃瓶内或铁筒内使其熄灭，切忌灭后随便乱放，以防复燃。

2.2.2 艾炷灸的宜忌

艾炷灸是将艾绒制成大小不等的圆柱形艾炷，置于腧穴上点燃施灸的方

---

① 尚未用完的艾条：易引起复燃，造成不同程度的火灾，如燃烧衣物、废纸篓、办公家具等。

法。艾炷有大、中、小之分，其中如蚕豆大者为大炷，如黄豆或杏核大者为中炷；如麦粒大者为小炷。每燃尽一个炷称为一壮。艾炷的大小和壮数的多少决定着灸法刺激量的大小。临床应用艾炷灸时，应着重把握以下几个方面。

（1）必须熟练掌握其不同的操作方法和适应范围。临床常用的操作方法有以下几种：

① 直接灸：是将艾炷直接放于皮肤上施灸的方法。它又分为斑痕灸和无痕灸两种。斑痕灸，又称"化脓灸"，即施灸时先将所灸腧穴部位涂以大蒜汁或凡士林，以增加黏附和刺激作用，然后将大小适宜的艾炷置于腧穴上点燃施灸。每壮艾炷必须燃尽，除去灰烬后，方可继续易炷再灸，待规定壮数灸完为止，一般可灸 7～9 壮。施灸时由于艾火烧灼皮肤，因此可产生剧痛，此时可用手在施灸腧穴周围轻轻拍打，借以缓解疼痛。在正常情况下，灸后一周左右，施灸部位化脓形成灸疮，5～6 周左右，灸疮自行痊愈，结痂脱落后留有瘢痕。此法多用于治疗哮喘、肺痨、瘰疬等慢性疾患。

无瘢痕灸：又称"非化脓灸"，是以温烫为度，不发灸疮的灸法。即艾炷燃烧时，不等艾火烧至皮肤，患者感到烫热时即用镊子将艾炷除去。如此连续施灸 3～7 壮，以局部皮肤红晕为度。本法因无痛苦，且灸后不留瘢痕，故易为患者所接受。本法在临床上多用于治疗虚寒性病证。

② 间接灸：又称"隔物灸"，是艾炷与皮肤之间隔物品以进行施灸的方法。由于间隔物品的不同，故而形成了不同的灸治方法。

隔姜灸：将鲜姜切成厚约 0.2～0.3 cm 的薄片，中间刺以数孔，然后将其置于应灸的腧穴部位，再将艾炷放在姜片上点燃施灸。如患者感觉灼热且不可忍受时，可在姜片下垫些纸片或干棉花再灸，直至局部皮肤潮红为止。本法具有温中散寒、通经活络等作用，主要用于虚寒性腹痛、腹泻以及风寒湿痹等病证。

隔蒜灸：将独头大蒜切成厚约 0.2～0.3 cm 的薄片，中间刺以数孔，放在腧穴或肿块（如未溃破化脓的脓头处）上，上置艾炷灸之。每灸 4～5 壮换去蒜片，每穴一次须灸 5～7 壮。因大蒜汁对皮肤有刺激作用，故灸后容易发泡。本法具有拔毒散结、消肿止痛等作用，主要用于瘰疬、疮疡初起等疾患。

隔盐灸：用细净食盐，填平脐窝，上置艾炷点燃施灸。也可在盐上放置姜片，再置艾炷施灸，这样可以避免食盐受火起爆而烫伤周围皮肤。本法具有温中散寒、回阳救逆等作用，主要用于急性腹痛、泄泻、痢疾以及四肢厥冷和中风脱证等。

隔附子灸：用中药附子片作间隔，或用附子末以黄酒调和，做成厚约0.6～0.8 cm的附子饼，中间刺以数孔，上置艾炷灸之，灸时可在药饼下垫衬纱布以防烫伤。本法具有温肾壮阳等作用，主要用于命门火衰之遗精、阳痿、早泄、月经不调以及阴疮肿毒等证。

(2) 选择艾炷的大小和壮数的多少，应视患者体质和施灸部位等情况而定。一般来说，凡是初病而体质强壮者艾炷宜大，壮数宜多；久病而体质虚弱者艾炷宜小，壮数宜少。在头面、胸部施灸不宜大炷多壮；在腰背部施灸大炷多壮无妨。四肢末端皮薄而多筋骨处不宜多灸，肩及两股皮厚肉多处，艾炷可以较大，灸壮可以较多。妇儿老人宜小宜少，壮年男士可大可多。此外，直接灸时，艾炷宜小；间接灸时，艾炷可大。另外还须结合病情而定，故沉寒痼冷、阳气欲脱者，非大炷多壮施灸不可收效；相反，对于风寒感冒、痈疽痹痛，若大炷多壮施灸过度，则邪火内郁又会产生不良后果。故在施灸时应注意合理选择。

(3) 要明确艾炷施灸的顺序。其施灸顺序除与前述的艾条施灸顺序相同外，就艾炷的大小和壮数的多少而言，还应把握先小后大、先少后多的原则。

(4) 对于艾灸的补泻，《灵枢·背腧》篇指出："以火补者，毋吹其火，须自灭也；以火泻者，疾吹其火，传其艾，须其火灭也。"《大成》也说："以火补者，毋吹其火，待自灭，即按其穴；以火泻者，速吹其火，开其穴也。"施行灸术的补泻，宜以上述方法为标准。

(5) 施行瘢痕灸前，必须征得患者的同意。如未经患者同意，不可灸之。

(6) 颜面五官、阴部、各关节部以及有大血管的部位，禁用瘢痕灸。

(7) 其他宜忌可参考"艾条灸的宜忌"中第(2)、(3)、(4)、(6)、(7)和(8)条。

2.2.3 温针灸的宜忌

温针灸又称"烧针尾"，是针刺与艾灸相结合的一种治疗方法，适用于既需

要留针,又需要施灸的病证。临床应用时应把握以下几点:

(1) 应熟练掌握温针灸的操作方法。其具体的操作方法是:针刺得气后,将毫针留在适当的深度,把艾绒捏在针柄上,或取长约 2 cm 的艾条一段,插在针柄上,从艾绒或艾段的下端点燃,直至燃完为止,以使热力通过针身传入穴内。

(2) 毫针的质料、针体的粗细不同,其导热性能亦不同。银针和粗针在治疗时温度较高,而不锈钢针和细针则相对较低,临证可根据治疗需要和条件,酌情选用。此外,用艾段温针灸时,最好不要选用盘龙针柄的毫针,且毫针圆筒状的针尾最好亦应剪除,以免给艾段的插入造成困难。

(3) 应选择好适宜的体位,避免患者在治疗过程中变动,以免艾绒脱落而灼伤皮肤。

(4) 温针时的毫针宜直刺,一般不宜斜刺或平刺。此外,捏放的艾绒不宜太多,插置的艾段不可过长。以防毫针难以支持而弯折或热力太大而患者难以忍受。

(5) 温针时,宜制作些圆形成方形的硬纸板,其直径或边长在 5 cm 左右,中间剪一个圆形小孔,套过毫针而置于皮肤上,以防艾绒燃烧时突然脱落而灼伤皮肤和衣物。

(6) 应用温针灸时,还需参考上述“毫针疗法的宜忌”部分以及“艾条灸的宜忌”中第(2)、(3)、(4)、(6)、(7)和(8)条。

2.2.4 灯火灸的宜忌

灯火灸又称“灯草灸”、“打灯火”或“十三元宵火”,是用灯心草蘸取麻油点燃后快速接在腧穴上进行淬烫以治疗疾病的方法。《幼幼集成》称此法为“幼科第一捷法”,具有“疏风散表、行气利痰、解郁开胸、醒昏定搐”的作用。而《本草纲目》则说:“灯火,主治小儿惊风,昏迷、搐搦、窜视诸病,又治头风胀痛。视头额太阳络脉盛处,以灯火蘸麻油点灯焠之良。外痔肿痛者,亦焠之。”并且又引《小儿惊风秘诀》之文说:“小儿诸惊,仰向后者,灯火焠其囟门、两眉际之上下;眼翻不下者,焠其脐之上下;不省人事者,焠其手足心、心之上下;手拳不开、目往上者,焠其顶心、两手心;撮口出白沫者,焠其口上下、手足心。”故本法主要适用于小儿急性病证，如惊风、吐泻、痄腮、喉蛾、麻疹、脐风等，也可用于胃痛、腹痛、痧胀等病证。在临床应用本法时，应注意把握以下几点：

(1) 应熟练掌握灯火灸的操作方法和步骤。

① 定穴：根据具体病情选定腧穴，然后用有色水笔作一标记。

② 燃火：取 4～8 cm 长的灯心草一根，一端浸入油(麻油、苏子油或香油均可)中约 1～2 cm，燃火前用软棉纸吸去灯草上的浮油。医者以拇、食两指捏住灯草上 1/3 处，即可点火，但火燃不宜过大。

③ 爆焠：将点火一端向腧穴移动，待火焰略变大，则立即垂直接触腧穴标志点。要做到动作快捷，一触即离。此时从腧穴点引出一股气流，将灯草头部爆出，随即发出清脆的“啪”声，火亦随之熄灭，如无“啪”声发出，可重复施灸 1 次。

(2) 本法点火前一定要用软棉纸将灯草上的浮油吸去，以免蘸油太多，点燃后滴下灼伤皮肤。

(3) 让火燃接触腧穴标志点时，切勿离穴太远或触之太过，要达到似触而又非触的程度，否则，不但影响疗效，还会严重损伤皮肤。

(4) 灸灼的次数，不宜过多或过少，一般以 2～4 次为宜。

(5) 灸后局部应保持清洁，防止感染。

(6) 其他使用宜忌可参考“艾条灸的宜忌”中第(2)、(3)、(4)、(7)和(8)条。

2.2.5 天灸的宜忌

天灸或称“自灸”、“药物灸”，近人又称“药物发泡疗法”，是指在腧穴部位贴敷具有刺激作用的药物，使局部皮肤呈现潮红、充血甚至发泡如灸疮，以此进行治疗疾病的一种方法。天灸的治疗方法较多，应用范围亦较广，在临床治疗时应着重把握以下几个方面。

(1) 必须熟练掌握天灸的操作方法和适用范围。其临床常用的方法主要有以下几种：

① 白芥子灸：《张氏医通》谓：“冷哮灸肺俞、膏肓、天突，有应有不应，夏日

三伏中，用白芥子涂法，往往获效。”临床操作时，将适量的白芥子研末，醋调为糊膏状，贴敷于腧穴上，油纸覆盖，胶布固定之；或用白芥子细末 1 克，放于直径为 3 cm 的圆形胶布中央，直接贴敷于腧穴上敷灸时间约为 2～4 小时，以局部皮肤潮红充血或发泡为度。此法适用于咳嗽、哮喘、肺痨、口眼㖞斜以及风寒湿痹等病证的治疗。

② 旱莲草灸：取鲜旱莲草捣烂如泥膏状，敷于大椎穴上，用胶布固定。敷灸时间约为 1～4 小时，以局部皮肤潮红充血或发泡为度。此法可用于治疗疟疾等病患。

③ 吴茱萸灸：将适量吴茱萸研为细末，用陈醋调成糊状，敷于腧穴上，上以油纸覆盖，并用胶布固定，每日敷灸 1 次，若敷灸涌泉穴则适用于高血压、口腔溃疡和小儿水肿等证；若与黄连共研细末，加醋调成糊状，敷于涌泉穴上，则用于治疗乳蛾。

④ 鸦胆子灸：将鸦胆子去壳取仁适量，研为膏状，敷于患处。用胶布固定。此法主要用于治疗寻常疣。

⑤ 透骨草灸：取适量鲜透骨草捣烂如泥，敷于患处，上用油纸覆盖，胶布固定之。每次敷灸约 1～2 小时，以灸后起泡为佳，此法主要用于治疗痹证。

⑥ 荆芥穗灸：将荆芥穗适量，切碎炒热，装入布袋内，敷于患处。此法多用于治疗风疹等证。

⑦ 马钱子灸：将适量马钱子研为细末，敷于腧穴上，胶布固定之。若治疗面瘫，可贴于地仓、颊车等穴。

⑧ 毛茛灸：将适量鲜毛茛叶捣烂，敷于患处或腧穴上，敷灸时间约为 1～2 小时，以局部潮红充血或发泡为度，治疗疟疾，应敷于经渠、大椎等穴；治疗寒痹应敷于患处。

⑨ 斑蝥灸：因斑蝥对皮肤有强烈的刺激作用，故贴灸前应先取胶布一块，中间剪一豆大小孔，贴在施灸腧穴上，以暴露腧穴并遮盖周围皮肤为度。然后，将适量斑蝥研为细末，取少许于胶布孔中，上面再贴一胶布固定，以贴灸至局部发泡为度。此法多用于顽癣、白疕、着痹、胃痛以及黄疸等证的治疗。

⑩ 蒜泥灸：选紫皮大蒜去皮捣烂如泥，取 3～5 贴敷于腧穴上，使之发泡。

敷鱼际穴适于治疗喉痹；敷涌泉穴则适于治疗衄血、咯血。

⑪ 细辛灸：取细辛适量，研为细末，用陈醋调为糊状，敷于腧穴上，外覆油纸，胶布固定之。敷于涌泉穴或神阙穴，可用于治疗小儿口疮。

⑫ 甘遂灸：取适量甘遂，研为细末，敷于腧穴上，胶布固定之。若敷于肺俞穴，可用于哮喘；若敷于中极穴，则可治疗尿闭。

（2）应用鸦胆子灸治疗寻常疣时，应注意不要将药膏敷于正常皮肤上；应用毛茛灸时若发泡后局部遗有色素沉着，无需处理，可自行消退；应用斑蝥灸时，因斑蝥对皮肤具有强烈的刺激作用，故敷药时要集中于腧穴部位，切勿损伤周围皮肤。此外，孕妇不宜使用斑蝥灸。

（3）局部发泡后则已达到治疗要求，故不宜再继续敷灸，应立即将药去除。

（4）对某种药物过敏者，切勿用该药进行敷灸。

（5）灸后局部应严格护理，以防感染。

（6）其他宜忌可参考“艾条灸的宜忌”中第（3）、（4）、（7）和（8）条。

附：拔罐法的宜忌

拔罐法[①]古称“角法”，是一种以罐为工具，借燃烧或其他方法排除罐内空气形成负压，使其吸着于体表皮肤，造成瘀血现象以治疗疾病的方法。本法具有活血行气、消肿止痛等作用，主要用于风寒湿痹、扭伤闪挫、腰腿疼痛、目赤肿痛、感冒、咳嗽、头痛、胃痛、腹痛、痛经、丹毒、疔疮以及毒蛇咬伤等疾病。在临床应用时应着重把握以下几个方面。

（1）应熟练掌握拔罐的方法及其操作要点。临床常用的拔罐方法有以下几种：

① 闪火法：用镊子夹取95%的酒精棉球点燃，在罐内底部绕行一周抽出，速将罐叩在应拔部位的皮肤上即能吸着。

② 贴棉法：用浸有酒精的小棉球一块，贴在罐内壁的中上段，罩于选定的部位上即可。

③ 投火法：将小纸条点燃后，投入罐内，不等纸条燃完，速将罐叩在应拔

① 拔罐法：意外主要有酒精烧伤、留罐时间过久后出现的水泡。

的部位上，即可吸着。此或只适用于侧面横拔，切忌用于直立竖拔。

④ 抽气法：将特制的抽气罐放在应拔部位的皮肤上，用抽气筒将罐内空气抽出，即可吸附。

临床上运用拔罐法时，根据病情需要，又有以下几种常用的具体方法：

① 走罐：又称"推罐"，即拔罐时先在所拔部位的皮肤上或罐口上，涂一层凡士林或其他润滑剂，再将罐拔住。然后医者用手握住罐底，稍倾斜，即后半边着力，前半边略提起，慢慢向前推动，这样在皮肤表面上下或左右来回推拉移动数次，直至皮肤潮红为止。此法适用于面积较大、肌肉丰厚的部位，如腰背、臀部及大腿等处。

② 闪罐：即将火罐拔住后，立即取下，如此反复多次，直至皮肤潮红、充血或瘀血为止。本法多用于局部麻木、疼痛或功能减退等疾患。

③ 针罐：即先在一定部位施行针刺，待达到一定的刺激量后，将针留在原处，再以针孔处为中心，加拔火罐。此法具有针刺与拔罐的双重作用。

④ 刺络拔罐：又称"刺血拔罐"，即在应拔部位，先用三棱针点刺出血，或用皮肤针叩刺渗血后，再行拔罐，这样可以加强刺血法的效果，此法主要用于扭伤闪挫、丹毒以及乳痈等病证。

(2) 下列情况不宜使用拔罐：

① 高热、抽搐和痉挛者。

② 皮肤过敏、溃疡及水肿处。

③ 肌肉瘦削及骨骼凸凹不平处。

④ 头面五官、大血管处以及毛发多的部位。

⑤ 孕妇的腹部和腰骶部。

(3) 临床选罐时，应根据罐的性能、具体的拔罐方法以及所拔部位等情况加以选择。罐的种类较多，有竹罐、陶罐、铁罐、铜罐、玻璃罐和抽气罐等。其中的玻璃罐质地透明，使用时可以窥测罐内皮肤的瘀血程度，便于掌握时间，故临床最为常用；而铁罐和铜罐，传热太快，容易烫伤患者的皮肤，故临床上已极少使用。此外，拔罐的方法不同，罐具亦应有所区别。同时还应根据不同的部位，选择大小适宜的罐具，切勿过大。

(4) 拔罐时体位须舒适，一旦拔好后就不应再变动体位，以防罐具脱落。

(5) 应用闪火法[①]时，蘸取的酒精不宜太多，以防酒精滴下烧伤皮肤。同时火燃应靠罐底转绕，不宜靠近罐口，以防罐口过热而灼伤皮肤。

(6) 应用贴棉法时，所用的棉花不要太厚，并应紧贴在罐内壁的中段，避免脱落。

(7) 应用投火法时，火燃须旺，动作要快并须使罐口向上倾斜，避免火源掉下烫伤皮肤。本法只宜侧面横拔，切忌直立竖拔。

(8) 应用针罐时，须防止肌肉收缩而发生弯针，并避免将针撞压至深处，造成损伤，这在胸背部等处尤须注意。

(9) 应用刺络拔罐时，针刺皮肤出血的面积，应等于或略大于罐具口径。此外，出血量须适中，每次总量成人以不超过 10 ml 为宜。

(10) 应用多罐时，罐具排列的距离一般不宜太近，否则皮肤会因罐的牵拉而发生疼痛。同时罐具太近而相互排斥，也不易拔牢。

(11) 应用走罐时，不宜在骨骼凸突处推拉，以免损伤皮肤或罐具漏气脱落。

(12) 在同一部位，不宜短时间内持续、反复地拔罐，以免损伤局部的皮肤。

(13) 留罐时间一般以 10～15 分钟为宜，不宜久留。

(14) 留罐过程中要注意观察患者的表情和反应，以防晕罐。

(15) 起罐时手法要轻缓，以手抵住罐边皮肤，向下按压使气注入，罐具即可脱落。切忌硬拔或旋动，以免损伤皮肤。

(16) 拔罐后局部皮肤呈现红晕或紫绀色，属正常现象，可自行消退，无需处理。如瘀血严重，不宜再在原位连续施拔。如留罐时间过长，致使局部起泡，只要注意不行擦破，则会自然吸收，若水泡较大，可用消毒的毫针刺破水泡，放出水液，或用注射针抽出水液，然后外涂龙胆紫药水，并覆以消毒敷料，以防感染。

---

① 闪火法：棉球所蘸酒精的浓度一定要适宜，过浓容易造成酒精在操作过程中洒落，掉在皮肤上则烫伤患者。

3 针灸意外相关腧穴的探析

3.1 对古代“禁针”“禁灸”腧穴的认识及探讨

《脉经·序》言：“夫医药为用，性命所系。”针灸之术，国之瑰宝，其源流长，其效昭著。但若医者施术不当，也可发生针灸意外，非但不能疗疾，反而会给患者造成痛苦和危害。《灵枢·九针十二原》载：“损不足而益有余，是谓甚病，病益甚取五脏者死，取三脉者匡，夺阴者死，夺阳者狂，针害毕矣。”明代张介宾也言：“小针虽小，能疗万民之病，保其生者也……不知刺禁，所以杀人”。纵观古今针灸经典医籍不难发现，虽然发生针灸意外的因素有诸多方面，但有一重要因素不容忽视，即某些人体特定部位的腧穴常常由于施术不当而发生针灸意外。古代针灸医家将此部分内容列为“刺禁”“禁针”“禁灸”，载于医著以昭示后人。这也说明在针灸临床应用的腧穴中有相当数量的穴位发生针灸意外的危险性比其他穴位要高，而有的腧穴则相对较为安全。如针刺风府、哑门发生针刺意外的危险性要远远高于针刺同样位于头部的腧穴如百会、神庭等。

现对“禁针”、“禁灸”腧穴的认识从以下几方面加以论述。

3.1.1 古代医家对人体重要解剖部位腧穴针灸意外的认识

古人对人体重要脏器所处部位以及大血管等处的针灸非常重视。《素问》诫曰：“脏有要害，不可不察。”即言医者必须熟悉重要脏器的解剖部位，若针刺过深或不当，就可对机体造成损伤。《素问·刺禁论》①篇详细记载了针刺中五脏后的症状及预后，并指出了针刺延髓、大血管等处的穴不慎，可引起的严重后果。“刺中心，一日死……刺中肝，五日死……刺中肾，六日死……刺中肺，三日死……刺中脾，十日死……刺中胆，一日半死……刺跗上，中大脉，出血不止死。刺面，中溜脉，不幸为盲；刺头，中脑户，入脑立死。……刺脊间，中髓，

① 《素问·刺禁论》：此篇论述刺中脏器的后果颇详，宜研读。

为伛。刺乳上，中乳房，为肿根蚀。刺缺盆中内陷，气泄，令人喘咳逆。……刺阴股，中大脉，出血不止死……刺膺中陷，中肺，为喘逆仰息……刺腋下胁间内陷，令人咳。刺少腹，中膀胱溺出，令人少腹满……刺匡上，陷骨中脉，为漏为盲。刺关节中，液出，不能屈伸。”《素问・四时刺逆从论》也指出：“刺伤人五脏必死。”为了防止针灸意外的发生，对于上述相应部位的腧穴应当慎刺。《素问・诊要经终论》篇曰：“刺避五脏，知逆从也，所调从者，鬲与脾胃之处，不知者反之”。《灵枢・背腧》：“五脏之腧，出于背者……灸之则可，刺之则不可。”

3.1.2 古代对“禁针”“禁灸”腧穴的论述及其特点

古人提出的“禁针”腧穴理论最早源于《内经》，而“禁灸”腧穴的记载则始见于晋代皇甫谧所著之《甲乙》，其中“禁针”的穴 14 个，“禁灸”的穴 24 个。“禁针”穴位中有的属于绝对禁刺。如“神庭禁不可刺”，有的属严禁深刺，如“上关禁不可刺深”，有的属禁多出血，如“颅息刺不可多血”。而“禁灸”穴位则列出了艾灸导致其他病证的 16 个腧穴。如“风府禁不可灸，灸之令人喑”；“渊腋不可灸，灸之不幸生蚀疮，内溃者死，寒热生马疡可治。”另外，还有既禁针也禁灸的腧穴，如“乳中，禁不可刺灸，灸刺之，不幸生蚀疮，疮中有脓血者清汁者可治，疮中有息肉若内溃者死。”以后，历代针灸医家在《外台》、《聚英》、《大成》等书中也均记载了禁针、禁灸的腧穴。

从现代医学角度分析古代“禁针”“禁灸”腧穴，归纳起来，大抵有以下几个方面的特点：

(1) 所列腧穴部位，均是处在延髓、脊髓、内脏、大血管、眼区、乳房、关节等重要脏器、组织部位。

① 内应内脏的腧穴：如云门穴在巨骨下，气户两旁各二寸陷者中，内有肺脏，故《甲乙》曰：“不可深刺”；缺盆穴下有肺尖，故《聚英》谓：“缺盆客主人莫深。”

② 大血管附近的腧穴：人迎、手五里穴下有大动脉通过，故《甲乙》曰：“人迎刺过深杀人，人迎禁不可灸”；《聚英》：“禁针穴道要先明……横骨气冲手五里。”古人记载的位于大血管附近的禁针、禁灸腧穴与现代医学解剖学的认识是相吻合的，即位于内眦动脉、眶下动脉、舌动脉、股动脉、腋动脉、肱动脉、桡

动脉、尺动脉、掌浅动脉弓、深动脉弓附近的穴位睛明、四白、金津、玉液、廉泉、极泉、青灵、曲泽、灵道、通里、阴郄、神门、太溪、经渠、劳宫，以及位于髂外动脉、股动脉、腘动脉、胫前动脉、胫后动脉、足背动脉、足底动脉附近的腧穴气冲、冲门、急脉、足三里、昆仑、涌泉，针刺时应避免引起出血，形成血肿。

③ 大关节附近的腧穴：如《资生》曰："膝眼禁灸。有人膝肿甚，人为灸此穴，遂致不救。盖犯其所禁也。"

④ 位于头面部的腧穴：如《甲乙》谓："头维禁不可灸，无问多少，三日以后眼下大如拳，息肉长核许大，至三十日即定，百日都不见物，或如升大。"《大成》言，"脑户聪会及神庭，玉枕络却到承灵。"《聚英》："或问睛明、迎香、承泣、丝竹空，皆禁灸何也？曰四穴近目，目畏火，故禁灸也。"

(2) 特殊生理、病理条件下的"禁针""禁灸"的穴。特殊生理、病理条件是指妇女、小儿的禁针、禁灸穴位，它是在古代禁针、禁灸腧穴发展、演变过程中，出现的两个独立的重要分支，皆由其独特的生理特点所决定。

① 妇女以血为本，有经、带、胎、产等生理特点，故古代医家强调对妇女，特别是孕妇要保护阴血，因任脉为阴脉之海，主胞胎，胎儿依赖母体阴血以发育，若在孕妇任脉穴位施以针灸，有耗阴伤血之虞。因此，妇女禁针、禁灸腧穴多为任脉经穴，并且提出了妊娠三个月，脐以下穴位禁针，五个月脐以上穴位禁针。《甲乙》首先提出了石门"女子禁不可灸""灸中央，不幸使人绝子"。《外台》记载了水分、下脘为孕妇禁灸穴。《类经图翼》(以下简称《图翼》提出 20 岁以上妇女禁灸命门穴。《聚英》也载"孕不宜针合谷，三阴交内家通论"。另外，妇女经期，腰骶部、下腹部具有活血功能的腧穴以及三阴交、合谷、昆仑、至阴、阴陵泉、肾俞、大肠俞等穴，也不宜针灸。

② 小儿具有稚阴稚阳、脏腑成而未全、完而未壮的生理特点。王执中在《资生》中提出"小儿囟会……若八岁以下，不得针，缘囟门未合，刺之，不幸令人夭"。《图翼》引他人之言说小儿禁灸足三里，30 岁以后方可灸，否则会导致疾病。《金鉴》则进一步补充说足三里"小儿忌灸，恐眼目不明，惟三十以外方可灸之，令眼目光明也。"

③ 在病理条件下，有些腧穴也不宜针灸。如《甲乙》记载了下关穴"耳中有干糙抵，不可灸"，耳门穴"耳中有脓，禁不可灸"。

3.1.3 “禁针”“禁灸”腧穴现代临床应用的再认识及探讨

对于古代“禁针”“禁灸”腧穴理论，应该有一个较为全面、正确的认识。首先应当肯定这些完整的、丰富的经验是古代针灸医家在临证经验教训的总结，不能轻易否定。在借鉴古人认识的基础上，应用辩证唯物主义的观点，具体问题具体分析，不为先人所言所拘泥，束缚着我们的手脚，况且古代禁针、禁灸腧穴也是相对而言，并非绝对不能施灸。在当时条件下不可刺灸者，不等于在今天的条件下仍不可刺灸。如古代医典均列为绝对“禁针”的神阙穴，现代许多针灸工作者在严格消毒的情况下，选用该穴治疗腹绞痛、小儿惊痫症，皆获良效。除此之外，更应充分认识到，随着现代科学技术的迅速发展，医疗技术水平的不断提高，解剖学知识研究手段的不断深入，针具、灸法技术的不断革新，现代的针灸术已与古代针灸情况不可同日而语。古代，针灸器具从砭石、骨针、竹针发展到金属针，受当时生产力条件的限制，针具多做工粗糙、简单，针体粗大，故较易发生针灸意外。而现代做工精细的不锈钢针，直径仅 0.2～0.4 cm，可大大降低针灸意外的发生。艾灸疗法古代多采用化脓灸，而现代多采用非化脓灸、间接灸和艾条灸。

同时，由于古人对疾病认识水平的局限，在针灸某一穴位时，病人病情加重甚至死亡，本为该疾病自然发展的结果，却往往归咎于所选取的腧穴。再者，某些禁针、禁灸腧穴也属人云亦云，道听途说，或古代医家的推测而言，无大的实际意义。另外，由于古代医家学术观点的不同，流派门类之争，各执己见，对禁针、禁灸理论的认识有一定偏颇。如窦汉卿即在《指南》中论述“针则针，灸则灸，若针而弗灸，若灸而弗针”。而王焘则在《外台》中说:“经云针能杀生人，不能起死人”，故用灸废针。而王执中在《资生》中曰:“若针而不灸、灸而不针，非良医也。”并在该书中论述“心俞禁灸，若中风则急灸五百壮，皆视其病之轻重而用之，不可泥一说。”高武在《聚英》中也言“一穴而有宜针、禁针、宜灸、禁灸者，为病势轻重缓急，病势轻缓者，当别用一主治穴以代之；若病势重急，尚非此穴不可疗，当用此一穴。若诸书皆禁针灸，则断不可用矣”。

前事不忘，后事之师。对于古代针灸文献中的“禁针”“禁灸”的腧穴理论，我们应在继承其合理内涵的基础上，本着实事求是的态度，结合当代针灸临床工作中的针灸意外的经验教训，借助现代科学技术的手段，进行科学而系统的临床研究和实验研究，从而得出较为客观的结论。同时，要勇于打破古人“禁针”“禁灸”腧穴的禁区，拓宽腧穴的临床应用，更好地指导针灸临床实践。同时，对于禁针、禁灸穴位的重新认识、厘定和系统的归纳总结，可使祖国医学宝库中的瑰宝——古老的针灸学理论更加科学化、规范化，有利于传统针灸学的进一步走向世界。

3.2 容易发生针灸意外的腧穴

唐代医家孙思邈言：“所谓针能杀生人，不能起死人，谓愚人妄针必死，不能起生人也。”之所以发生针灸意外，一方面盖因粗工缺乏高度的责任心，妄行针灸；另一方面，也因针灸施术者医术低劣，不辨经络，不明解剖，在选取某些容易发生针灸意外的腧穴时，不能小心谨慎、专心致志所导致。此类腧穴因其解剖部位特殊，如靠近心、肺等重要脏器或某些大血管、重要神经，若针刺不当可刺中或伤及重要脏器或引起大出血；而深部为延髓、脊髓处的穴位，若施术不慎，可造成中枢神经系统的损伤，严重者甚至危及病人生命。因此，作为针灸工作者，对于这些容易引起针灸意外的腧穴，必须心中明确，悉心掌握。熟悉腧穴的层次解剖结构和深层组织器官的毗邻关系，做到临证心中有数。在选用此类腧穴施术时，必须做到“必一其神，令志在针”“目无外视，手如握虎，心无内慕，如待贵人”“如临深渊，手如握虎，神无营于众物”。掌握好正确的进针深度和方向，正确运用针灸补泻手法，禁止大幅度提插捻转，切忌胡乱捣针，否则，将会给患者带来不应有的损害，发生针灸意外。

我们在总结分析古今大量针灸意外文献的同时，对“禁针”、“禁灸”，腧穴作了较为系统的研究。去粗取精，去伪存真，认真吸取古今针灸文献中有关发生针灸意外的经验教训。以指导针灸临床，避免针灸意外发生为目的，从中精心筛选了容易发生针灸意外的临床常用腧穴 110 个，并打乱各自经脉所属，按头面(14 穴)、颈项(5 穴)、躯干(81 穴)和四肢(10 穴)四个部分重新排列，以方便针灸工作者学习，更具实用性。每个穴下则按国际标准腧穴命名、穴性、经脉所属、出处、取穴方法、局部解剖、针灸方法等，并精选了古今针灸意外的文献记录，详细阐述了避免针灸意外发生的方法。

同时，我们又根据腧穴发生针灸意外的危险性及临床应用的实际情况将所选腧穴进行分类，分为一类腧穴，即最易发生针灸意外的临床常用腧穴，共计 33 个，穴后标记有 * * * 符号；二类腧穴，为较易发生意外的腧穴，共计 28 个，穴后标记有 * * 符号；三类腧穴，为可能发生针灸意外的腧穴，共计 29 个，后有 * 符号，力求主次分明，重点突出，使读者能够一目了然，掌握重点，以下分别列出各部位容易发生针灸意外的腧穴，供广大针灸同仁参考。

3.2.1 头面部容易发生针灸意外的腧穴

头面部血管、神经丰富，肌肉较薄浅，特别是眼区周围血运丰富，组织疏松，若针刺不当，可造成出血或眼球损伤。《素问・刺禁论》载："刺眶上陷骨中脉，为漏为盲。"《普济方》也特别强调造成眼部血肿的眼区腧穴，指出"睑池上下四穴，针只可深一寸半许，过深则令人血灌黑睛，视物不见，不可治也"。颅骨内包绕着大脑、小脑、延髓等重要的高级中枢神经组织，若针刺不当可诱发脑出血，并可造成小脑、延髓损伤以及蛛网膜下腔出血等，特别是延髓部位有呼吸、循环等高级生命中枢，如果发生针灸意外，后果不堪设想，正如《素问・刺禁论》所言："刺头中脑户，入脑立死。"头面部穴位针刺时，应熟悉头面部血管解剖、分布，选用较细针具，动作尽量轻柔，不宜过多提插，进针后出现明显疼痛且有搏动感时，应轻轻退针，以防刺破血管。出针后，用消毒干棉球压迫片刻，以防出血或出血进一步扩大。并注意严格消毒，避免继发感染，特别是面部"危险三角区"内的腧穴，更应谨慎。此外，面部诸穴也不宜采用直接灸。

（1）承泣 * * * （chéng qì） ST1 足阳明胃经

【出处】《甲乙》：承泣，在目下七分，直目瞳子。

【取穴】 正坐，两目正视，瞳孔直下 0.7 寸，当眼球与眶下缘之间取穴。

【局部解剖】 在眼轮匝肌中，深层眶内有眼球下直肌、下斜肌。血管分布：眶下动脉分支、静脉属支及眼动、静脉分支。神经分布：上颌神经眶下支，动眼神经下支之肌支及面神经颧支。

【功能】 散风泄火，疏邪明目。

【主治】 口眼㖞斜，眼睑瞤动，近视，夜盲，目赤肿痛。

【针灸方法】 令病人目上视，沿眶下缘缓慢直刺 0.3～0.6 寸，不宜提插、捻转，禁灸。

【针灸意外文献】

①《甲乙》：禁不可灸。

②《铜人》：禁不宜针，针之令人目乌色。

③《圣济》：只可针三分，深即令人目陷，陷即不治。

④《入门》：禁用针灸。

【针灸意外预防】

① 针刺深度：若深刺超过 1.5 寸时，多可损伤眼动脉本干；超过 1.9 寸时，即深达眶上裂，造成眶上裂及其深部结构损伤。可参考睛明穴刺法。

② 针刺方向：若针尖贴近眶下壁，当进针深度超过 0.4 寸时，即有刺入眶下沟之危险，可伤及眶下动、静脉，出血较严重，故深刺时，针尖应稍改变方向，略朝内后上方，即朝眶尖方向，不平可紧贴眶下壁刺入。

(2) 四白 * (Sì bái) ST2 足阳明胃经

【出处】《甲乙》在目下一寸，向頄骨颧空。

【取穴】 正坐目直视，瞳孔直下，承泣直下 0.3 寸，当眶下孔凹陷中。

【局部解剖】 眼轮匝肌与上唇方肌之间，深部为眶下孔。血管分布：面动、静脉支，眶下动、静脉。神经分布：眶下神经、面神经颧支。

【功能】 祛风明目。

【主治】 口眼㖞斜，眼睑瞤动，面痛，近视，目赤肿痛等。

【针灸方法】 向上斜刺 0.2～0.3 寸。不宜灸。

【针灸意外文献】

①《素问》：不可灸。

②《铜人》：凡用针稳审方得下针，若针深即令人乌色。

③《入门》：针入三分，禁灸。

④《逢源》：针三分，不宜深，禁灸。

【针灸意外预防】 此穴深面正对眶下孔，为眶下动脉主干穿出眶下管处，针刺过深易[1]入眶下管，易损伤动、静脉而出血。若深刺可朝直下沿经刺约1寸许。

(3) 睛明　＊＊＊　(Jīng míng)　BL1　足太阳膀胱经

【出处】《甲乙》：睛明，一名泪孔，在目内眦外，手足太阳、足阳明之会。

【取穴】 目内眦外上方凹陷中。

【局部解剖】 在眶内缘、睑内侧韧带中。深部为眼内直肌、总腱环、视神经孔等。血管分布：内眦动、静脉和滑车上、下静脉，深部为眼动、静脉本干。神经分布；滑车上、下神经，深层为眼神经分支，上为鼻睫神经。

【功能】 疏风清热，通络明目。

【主治】 目赤肿痛，迎风流泪，近视，夜盲症等。

【针灸方法】 令病人闭目，以左手拇或食指将眼球推向外侧，以加大进针间隙，使眼球固定。针体沿眼眶边缘缓缓刺入0.3～0.5寸，不宜大幅度提插[2]、捻转，禁灸。

【针灸意外文献】

①《千金翼方》：无病不可灸刺。

②《外台》：禁不宜灸。

③《入门》：禁用针灸。

【针灸意外预防】

① 针刺深度：本穴不宜深刺，以1寸以内较为安全。若针刺超过1.8寸，在进针的直后方则易刺中围绕视神经孔的总腱环，并可累及神经。刺中时针感黏滞，病人则感眼内火花闪烁，头痛、头晕，严重者恶心、呕吐。

② 针刺方向：若针尖过度朝后外方，且刺入2寸以上，则可刺入眶上裂，进而伤及颅中窝内的海绵窦，以致损伤大脑颞叶前缘，造成颅内出血，病人可出现剧烈头晕、头痛、恶心、呕吐，以致休克、死亡。

③ 本穴皮下组织中的小动、静脉丰富，组织疏松，易致出血。若针刺超过1寸，则在贴近眶内侧壁处易刺伤筛前动脉、筛后动脉，病人自感眼球发胀、外

---

① 易：原为“宜”，据文义改。

② 不宜大幅度提插：以不提插为宜。

突；出血过多时，可造成上下眼睑皮下瘀血。

(4) 攒竹　*　(Cuán zhú)　BL2　足太阳膀胱经

【出处】《甲乙》：攒竹，在眉头陷者中。

【取穴】 眉毛内侧端，眶上切迹处。

【局部解剖】 有额肌及皱眉肌，深部为额骨。血管分布：额动、静脉。神经分布：额神经分支。

【功能】 清热明目，祛风镇痛。

【主治】 目赤肿痛，眉棱骨痛，近视，面瘫，眼睑震颤。

【针灸方法】

① 直刺0.3～0.5寸；② 向下斜刺透睛明0.3～0.5寸，以疗眼疾；③ 平刺鱼腰0.8～1.2寸，治疗头痛、面瘫；④ 向外下斜刺眶上孔0.3～0.5寸，治疗眶上神经痛。此穴禁灸。

【针灸意外文献】

①《千金翼方》：忌灸。

②《圣惠》：不宜灸。

【针灸意外预防】 针刺时应避开血管，以防出血。

(5) 印堂[①]　*　(Yìn táng)　EX－HN3　经外奇穴

【出处】《玉龙经》：在两眉间宛宛中。

【取穴】 正坐仰靠或仰卧位，两眉头连线中点，对着鼻尖处取穴。

【局部解剖】 有降眉间肌，深部为鼻骨。血管分布：额内动、静脉分支。神经分布：滑车上神经。

【功能】 疏风，活络，止痛。

【主治】 头痛，头晕，鼻渊，鼻衄，失眠，小儿惊风，面痛等症。

【针灸方法】 提捏住皮肤，向下平刺0.3～0.5寸；或用三棱针点刺出血。此穴可灸。

【针灸意外预防】 针尖下方两侧为眼眶，不可向下方两侧深刺或提插，以免刺伤眼球。

---

① 印堂：现已归入督脉，Du29。

（6）球后　＊＊＊　（Qiú hòu）　EX－HN7　经外奇穴

【出处】《眼科针灸疗法》，在眶下缘外 1/4 与内 3/4 交界处。

【取穴】　正坐仰靠，令患者微闭目，目平视，于目眶下缘外 1/4 折点取穴。

【局部解剖】　在眼轮匝肌中，深部为眼肌。血管分布：浅层为面动、静脉。深部为眶下动、静脉。神经分布：面神经颧支和眶下神经，结状神经节[①]和视神经，深层有眼神经。

【功能】　疏风明目。

【主治】　目赤肿痛，近视等目疾。

【针灸方法】　令患者目上视，用拇指轻托眼球固定，沿眶下缘针尖略向内上方，朝视神经方向缓慢进针，深度 0.5～1 寸，不灸。

【针灸意外预防】

① 针刺深度：此穴不宜深刺，以免刺入颅腔，更不宜提插、捻转，以免伤及眶内的结构。

② 此穴因其血管分布丰富，针刺易引起出血，患者可有眼球突胀感，局部呈现青紫。

（7）太阳　＊＊　（Tài yáng）　EX－HN5　经外奇穴

【出处】《圣惠》：一名前夫，在目后半寸，是穴亦名太阳之穴。

【取穴】　正坐或侧伏，于眉梢与目外眦连线中点外开约与 1 寸凹陷处。

【局部解剖】　在颞筋膜及颞肌中。血管分布：颞浅动静脉。神经分布：三叉神经第 2、3 分支，面神经颞支。

【功能】　活血，通络，止痛。

【主治】　头痛，目眩，目赤肿痛，口眼㖞斜，牙痛，面痛，近视等。

【针灸方法】　直刺或斜刺 0.3～0.5 寸，或以三棱针点刺出血，禁灸。

【针灸意外文献】

①《圣惠》：不灸。

②《圣济》：太阳穴，不可伤，伤即令人目枯，不可治也。

（8）鱼腰　＊　（Yú yāo）　EX－HN4　经外奇穴

---

① 节：原为“结”，据文义改。

【出处】《医经小学》：在眉中间。

【取穴】 正坐或仰卧位，双目平视，瞳孔直上眉毛中点处。

【局部解剖】 眼轮匝肌中。血管分布：额动、静脉外侧支。神经分布：眶上神经、面神经分支。

【功能】 活血通络。

【主治】 目赤肿痛，眼睑瞤动，面瘫，眼睑下垂，近视。

【针灸方法】 平刺0.3～0.5寸，沿皮透攒竹、丝竹空。禁灸。

【针灸意外预防】 切忌大幅度提插、捻转，以防引起出血。

(9) 上关 * (Shàng guān) GB3 足少阳胆经

【出处】《素问·气穴论》：上关二穴，刺之则故，不能欠者也，在耳前上廉起骨，开口有空。

【取穴】 耳前，在颧弓上缘，下关穴直上方。

【局部解剖】 在颞肌中。血管分布：颧眶动、静脉。神经分布：面神经颧眶支及三叉神经分支。

【功能】 活血，通络，止痛。

【主治】 头痛，耳聋耳鸣，面痛，齿痛，口眼㖞斜，惊痫。

【针灸方法】 直刺0.5～0.8寸，可灸。

【针灸意外文献】

①《灵枢·刺禁论》：刺客主人内陷中脉，为内漏，为聋。

②《灵枢·本输》：刺上关者，不能欠。

③《甲乙》：上关禁不可刺深，深则令人耳无所闻。

④《千金翼方》：禁不可刺，大凶。

(10) 哑门 * * * (Yǎ mén) DU15 督脉

【出处】《素问·气穴论》：哑门，项发际宛宛中，入系舌本。

【取穴】 正坐位，头稍前倾，于后正中线入发际上0.5寸之凹陷中。

【局部解剖】 在项韧带和项肌中，深部为弓间韧带和脊髓，内上方正对延髓。血管分布：枕动、静脉分支及棘间静脉丛。神经分布：枕大神经和第3颈神经。

【功能】 疏风通络，开窍醒神。

【主治】 舌缓不语，音哑，头痛，中风，癫痫，癔病等。

【针灸方法】 俯伏正坐位，头微前倾，项肌放松，经第2颈椎棘突上缘向下颌方向垂直缓慢刺入0.5～1寸。

【针灸意外文献】

①《甲乙》：不可灸，灸之令人喑。

②《圣济》：脑后喑门穴，不可伤，伤即令人哑。

【针灸意外预防】

① 针刺深度：因该穴深部有脊髓，故不可深刺，进针要缓慢，不可行重度提插捻转手法。进针深度最深不可超过1.5寸，否则可刺伤延髓颈段。病人出现传向四肢的闪电麻木感，或头痛、头晕等症状。较重者可引起蛛网膜下腔出血。

② 针刺方向：应向下颌方向针刺，切勿向上朝鼻的方向针刺。因其深部正对延髓，可造成延髓损伤，有生命危险。若向后正中线直刺亦可从第一二颈椎之间刺入椎管。另外，也不可向左、右偏斜，以防误伤椎动脉。

(11) 风府　＊＊＊　(Fēng fǔ)　DU16　督脉

【出处】《素问·风论》：风气循风府而上，则为脑风。

【取穴】 正坐位，头稍前倾，枕外粗隆凸下方后正中线入发际上1寸之凹陷中。

【局部解剖】 在项韧带、项肌中，深部有寰枕后膜、硬膜、蛛网膜、软膜的延髓，上方为枕骨大孔，下为寰枢后结节。血管分布：枕动、静脉分支及棘间静脉丝。神经分布：为第三颈神经及枕大神经分支。

【功能】 清热疏风，通关开窍。

【主治】 中风后遗症，癫狂，痫证，癔症，头痛，眩晕等证。

【针灸方法】 向下颌方向垂直刺入0.5～1寸，缓慢进针，不可大幅度提插、捻转。不灸。

【针灸意外文献】

①《甲乙》：风府，禁不可灸。

②《扁鹊心书》：此穴入针，人即晕倒。

【针灸意外预防】

① 针灸深度：因该穴深部有延髓，故针刺过深有生命危险，一般以不超过1.5寸较为安全。若刺入延髓，针下有松软感，患者全身有触电感，恐慌惊叫，轻者可有头痛，眩晕，心慌，出汗等，重者呼吸困难，继而昏迷。

② 针刺方向：针尖不可向上，以免刺入枕骨大孔，刺伤延髓；若针刺方向略朝外刺，则易刺伤椎动脉，可见针之搏动，椎动脉出血时病人有头痛，眩晕等，血压下降等现象。

(12) 风池　* * *　(Fēng chí)　GB20　足少阳胆经

【出处】《灵枢·热病》：所谓五十九刺者，……风池二。

【取穴】 低头伏案位，项后，与风府穴平，胸锁乳突肌与斜方肌之间凹陷中。

【局部解剖】 深部为头夹肌、头半棘肌、枕下三角、寰枕关节，上为枕骨髁，下为寰椎侧块。血管分布：枕动、静脉分支。神经分布：枕小神经分支。

【功能】 和解少阳，疏风清热。

【主治】 头痛，眩晕，中风，感冒，颈项强痛，热病等。

【针灸方法】 向对侧眼睛内眦方向直刺0.5～0.8寸。可灸。

【针灸意外预防】

① 针刺深度：该穴深部重要结构为延髓和椎动脉，若针刺过深可造成组织损伤，故针刺深度以小于1寸为宜。

② 针刺方向：针尖朝向对侧眼外眦，则其深而正对延髓，若针尖偏向同侧眼内眦，其深面正对同侧的椎动脉，故不可针刺过深，不能进行大幅度提插、捻转。

(13) 翳明　* *　(Yì míng)　EX-HN14　经外奇穴

【出处】《中华医学杂志》：翳明，在耳垂后的高骨下方，与耳垂平行，按之有酸痛感，约距天牖穴1寸。

【取穴】 正坐，头稍前倾，风池穴与翳风穴连线之中点处。

【局部解剖】 胸锁乳突肌上、头夹肌。血管分布：耳后动、静脉。神经分布：耳大神经，枕小神经。

【功能】 聪耳明目。

【主治】 近视，远视，夜盲，头痛，眩晕，耳鸣，失眠等证。

【针灸方法】 直刺0.5～1寸。可灸。

【针灸意外预防】 深面有颈动、静脉，再深为椎动脉，不可针刺过深，以免损伤血管。其针刺角度以垂直稍偏内上较为安全。

(14) 天柱 ＊＊＊ (Tiān zhù) BL10 足太阳膀胱经

【出处】《灵枢·本输》：六次脉足太阳也，名曰天柱。

【取穴】 正坐低头或俯卧位，哑门旁开1.3寸，项后发际内，斜方肌之外缘处取穴。

【局部解剖】 斜方肌起始部，头夹肌、头半棘肌。血管分布：枕动、静脉干。神经分布：枕大神经干。

【功能】 散风，清热，明目。

【主治】 头项强痛，眩晕，落枕，目赤肿痛，咽肿，郁证等。

【针灸方法】 直刺0.5～1寸，可灸。

【针灸意外文献】《循经考穴编》：禁灸。

【针灸意外预防】

① 针刺深度：若针刺深度大于1寸时，可刺到枕大神经(第2颈神经后支组成)和头后大直肌(由第1颈神经纤维组成的枕下神经后支支配)，故不宜深刺。

② 针刺方向：不宜向内上方深刺，以免刺伤延髓。

3.2.2 颈项部容易发生针灸意外的腧穴

颈项部是上连头部，下接躯干的枢纽，内部深面有气管、甲状腺、颈动脉窦、大血管分支、交感神经干等，血运较为丰富。针刺过深或大幅度提插可造成出血、组织损伤。特别是在病理情况下针刺，如甲状腺肿大病人等，应更为慎重。若误伤迷走神经(针刺人迎、扶突等穴)，可引起面色苍白、出汗、晕厥、心率减慢、血压下降，严重者可出现心脏停搏，故应避免刺激手法过重及使用电针，以防引起迷走神经反应。脊髓颈段附近腧穴若针刺过深或重度提插捻转或电针强度过大，均可损伤脊髓。

(1) 天突 ＊＊＊ (Tiān tū) RN22 任脉

【出处】《素问·气穴论》：背与心相控而痛，所治天突……。

【取穴】 正坐仰头，璇玑穴上 1 寸，胸骨柄的颈静脉切迹上缘正中凹陷处。

【局部解剖】 左、右胸锁乳突肌之间，深层为胸骨舌骨肌和胸骨甲状肌，深部为气管，再向下胸骨柄后为无名静脉及主动脉弓，毗邻左颈总动脉、头臂干，胸骨角水平为肺前缘。血管分布：皮下有颈静脉弓、甲状腺下动脉分支。神经分布：锁骨上神经分支。

【功能】 止咳，定喘，利咽。

【主治】 咳嗽，哮喘，咽喉肿痛，瘿气，噎膈，梅核气等。

【针灸方法】 先直刺 0.2～0.3 寸，然后沿胸骨柄后缘、气管前缘，以押手扶持针体缓慢向下刺入 0.5～1 寸。刺时针下空松感，病人有咽喉部紧张感。留针[①]时嘱患者少作吞咽动作。可灸。

【针灸意外文献】

①《圣惠》：其下针当直下，不得低手，即五藏之气伤，令人疑寿。

②《循经考穴编》：宜针头向下五分，不可直刺，恐伤气管。

【针灸意外预防】

① 针刺深度：不可过深，因本穴处下为气管，且在胸骨上窝处肌层覆盖较浅，易刺中气管软骨，若刺入气管环间的韧带，易穿透气管壁，伤及气管黏膜。病人可自觉喉中作痒，引起剧烈咳嗽、血痰，针体随之强烈颤动。

② 针刺方向：应沿胸骨柄后缘向下平刺或深刺。若深刺方向偏后，可刺中主动脉脉弓或无名动脉弓，造成出血。施术者针下有柔软而有弹力的阻力，针感搏动明显。病人有胸闷、疼痛感觉，涌吐血痰，剧烈咳嗽，面色苍白，肢冷汗出，甚至窒息死亡。若朝胸骨柄后刺入过深或向两侧偏离，易刺伤肺前界引起气胸，肺气肿病人尤易发生。故不可深刺。一旦刺伤胸膜，病人可出现呼吸困难等症状。

(2) 天容 * (Tiān róng) SI17 手太阳小肠经

【出处】《灵枢・本输》：四次脉足少阳也，名曰天容。《灵枢・刺节真邪》：取天容者，无过一里。

---

① 留针：天突以不留针为宜。可以拔罐、药物贴敷、指针按揉或掐按。

【取穴】 正坐位，平下颌角后下方，胸锁乳突肌前缘凹陷。

【局部解剖】 胸锁乳突肌上部前缘，二腹肌后腹的下缘。血管分布：前为颈外浅静脉，有颈内动、静脉。神经分布：耳大神经、面神经、副神经分支，深层为交感神经干、颈上神经节。

【功能】 清咽聪耳。

【主治】 咽喉肿痛，瘿气，颈项强痛，耳鸣耳聋，哮喘。

【针灸方法】 直刺0.5～0.8寸。可灸。

【针灸意外文献】《循经考穴编》：禁灸。

【针灸意外预防】 穴位深面后方有颈外动脉，不可深刺，以免引起出血。

(3) 人迎 *** (Rén yíng) ST9 足阳明胃经

【出处】《素问·气府论》：足阳明脉气发者六十六穴，人迎各一。

【取穴】 与喉结相平，在胸锁乳突肌前缘，距喉结1.5寸。

【局部解剖】 在颈阔肌、胸锁乳突肌前缘。深面紧临动脉鞘，鞘内有颈总动脉、颈内静脉及迷走神经，最深层为交感神经干、椎动脉等。

【功能】 理气，通脉，降逆。

【主治】 头痛，眩晕，瘰疬，瘿证，咽喉肿痛，音哑等。

【针灸方法】 深部触压颈总动脉搏动，避开动脉[①]在其前方或略向内直刺0.2～0.4寸。不灸。

【针灸意外文献】

①《甲乙》：禁不可灸，刺入四分，过深不幸杀人。

②《外台》：禁不可灸，灸之不幸杀人。

③《千金》：禁不可灸。

【针灸意外预防】 人迎正确深刺方向应恰经过颈到于脉鞘前内方，若偏向外侧，即有刺中颈总动脉的可能。若过于偏外，则可刺穿颈内静脉，以致刺中迷走神经。迷走神经中包含支配心脏活动的副交感纤维。患者可自觉心悸，胸闷，出现面色苍白，常可导致严重后果，乃至生命危险。因此，进针不可

① 避开动脉：可以以手拨轻轻开颈总动脉。出血后见瘀斑，3～5天消失。不提插，仅捻转的操作较安全。出现触电感时即不再操作，留针即可。

偏向外侧，不可针刺过深，手法不宜过重。

（4）扶突　＊＊　（Fú tū）　LI18　手阳明大肠经

【出处】《灵枢·本输》：二次脉手阳明也，名曰扶突。

【取穴】　正坐位，微仰头，颈侧部喉结旁开3寸，胸锁乳突肌的胸骨头、锁骨头之间。

【局部解剖】　颈阔肌、胸锁乳突肌，深面是颈血管鞘的后壁。鞘内包含颈总动脉、颈内静脉和迷走神经。

【功能】　理气化痰，清咽利膈。

【主治】　咳嗽，气喘，暴喑，瘰疬，咽喉肿痛。

【针灸方法】　正坐仰靠或仰卧位，直刺0.5～0.8寸。可灸。

【针灸意外预防】　不可深刺[①]，以1寸以内为宜，以免刺伤深部血管鞘内的重要结构。使用电针[②]时更应小心，因电针可诱使迷走神经反应性增强，心跳减慢，血压下降。

（5）廉泉　＊　（Lián quán）　RN23　任脉

【出处】《素问·刺疟论》：舌下两脉者，廉泉也。

【取穴】　仰靠或仰卧位，微仰头，颈正中线上，喉结上方，舌骨的下缘凹陷处。

【局部解剖】　甲状软骨和舌骨之间，深部为会厌，下方为喉门，有甲状舌骨肌、舌肌。血管分布：颈前浅静脉，甲状腺上动、静脉。神经分布：颈皮神经，舌下神经分支。

【功能】　开窍利咽。

【主治】　舌下肿痛，舌根急缩，舌纵，舌强，中风失语，口舌生疮，暴喑，喉痹，聋哑，咳嗽，哮喘等证。

【针灸方法】　直刺0.5～0.8寸，不留针。可灸。

【针灸意外文献】《循经考穴编》：禁灸。

【针灸意外预防】　不可深刺，切忌大幅度提插、捻转，以防刺伤咽喉。

---

① 不可深刺：深刺易刺中迷走神经。不提插，仅捻转的操作较安全。出现触电感时即不再操作，留针即可。

② 使用电针：颈部腧穴慎用电针。

3.2.3 躯干部容易发生针灸意外的腧穴

躯干部腧穴包括胸腹腰背部的腧穴。针刺以上部位腧穴，必须熟悉人体解剖结构、内脏器官的体表投影和毗邻关系，以避免针刺造成内脏损伤，特别是在病理情况下如心脏扩大，肺气肿，肝、胆、脾、肾等脏器肿大，其游离程度低于正常，脆性明显增加，涉及体表腧穴相应增多，发生针灸意外的机会也就相对增加，针灸意外中发生较多的气胸，即与胸背部腧穴有密切关系。《普济方》载："胸前诸穴不可伤，伤即令人闷到。"在针刺背部第 10 胸椎以上、侧胸部第 9 肋以上，前胸部第 7 肋以上及锁骨上窝，胸骨切迹上缘腧穴时，必须谨慎小心。而肺气肿患者肺下界下移，肋间隙增宽，脏层胸膜与壁层胸膜相距变近，加之肺的顺应性减低，呼气末肺的回缩减小，脏、壁两层胸膜仍相距较近，故常规深度针刺胸部腧穴时，即可伤及肺脏。胸腔积液、胸膜粘连等又可使肺下界移动度减小，针刺侧胸部腧穴即易发生针灸意外。此时，针刺背部足太阳膀胱经第 1 侧线上的肺俞（第 3 胸椎棘突下旁开 1.5 寸）至肾俞（第 2 腰椎棘突下旁开 1.5 寸）以及第 2 侧线上的魄户（第 3 胸椎棘突下旁开 3 寸）至志室（第 2 腰椎棘突下旁开 3 寸）之间的腧穴也应小心谨慎。就背部而言，肩胛骨和棘突之间，靠近中线处肌层较厚，靠外侧肌层较薄。故针稍向内侧呈 50～60°角，对准椎间孔方向刺入为较安全的方向，凡垂直或朝外针刺为不安全进针方向。一般针刺深度 0.5～1 寸不易发生针灸意外。

另外，还要依据患者性别、年龄和身体胖瘦分别对待。切忌大幅度提插、捻转。因吸气时胸腔为负压，有将针吸入胸腔的可能。故应少留针或得气后将针退至皮下再斜入肌层留针。切不可针刺加拔罐，以免发生气胸。杨继洲在《大成》中虽言"胸背薄如饼，腹部深如井"，即胸背部肌层、皮下脂肪较薄，易发生针灸意外，故宜刺浅；而腹部肌肉层较厚，可相对刺深一些，但也不可盲目深刺，以免刺伤内脏。选针时宜适当，不宜过长。剑突下心脏附近处的穴以 1 寸以内为宜，脐周及下腹部腧穴以 1.5 为宜，肥胖者也不宜超过 2 寸。应选取合适体位和取穴姿势，如《大成》所述"凡针腹上穴，令患人仰卧，使五脏垂直，以免刺患"。即采用仰卧位针刺腹部腧穴，可使患者腹肌放松，易于保持体位，同时医者也便于施术。至于针刺的深度和方向，则必须严格按针灸常规进行，以杜绝针灸意外的发生。

(1) 缺盆 ＊＊＊ (Quē pén) ST12 足阳明胃经

【出处】《素问·刺禁论》：刺缺盆中内陷，气泄，令人喘咳逆。

【取穴】 乳中线直上，在锁骨上窝中央。

【局部解剖】 有颈阔肌、斜方肌、前锯肌。血管分布：肩胛上动、静脉。神经分布：锁骨上神经、肩胛下肌神经，深部为臂丛锁骨上部。

【功能】 宣肺降逆，清热散结。

【主治】 咳嗽，气喘，咽喉肿痛，缺盆中痛，瘰疬。

【针灸方法】 正坐或仰卧位，直刺0.2～0.4寸，可灸。

【针灸意外文献】

①《甲乙》：刺太深，令人逆息。

②《千金翼方》：禁不可刺，大凶。

③《图翼》：孕妇禁针。

【针灸意外预防】 针刺不宜过深，深刺可穿过前锯肌、肋间肌、壁胸膜、胸膜腔、脏胸膜，刺伤肺脏引发气胸。

(2) 颈臂 ＊＊＊ (Jǐng bì) EX-CA16 经外奇穴

【出处】《芒针疗法》：在锁骨上窝中央至锁骨内侧端之中点。

【取穴】 仰卧，头转向对侧，于锁骨内1/3与外2/3交点处直上1寸，胸锁乳突肌锁骨头后缘。

【局部解剖】 胸锁乳突肌，毗邻胸膜顶及肺尖。血管分布：颈外侧动、静脉分支。神经分布：深部为臂丛神经。

【功能】 活血逐痹。

【主治】 上肢痿痹，手臂麻木、疼痛。

【针灸方法】 水平向后直刺0.3～0.5寸。

【针灸意外预防】

① 针刺深度：以1寸以内为限度，不可深刺，对肺气肿患者，尤须谨慎。

② 针刺方向：不可朝向斜下，更不可偏向内下方，否则易损伤胸膜顶及肺尖，造成气胸。

(3) 云门 ＊＊ (Yún mén) LU2 手太阴肺经

【出处】《素问·水热穴论》：云门、髃骨、委中，髓空，此八者以泻四肢之热也。

【取穴】 距胸骨正中线6寸，锁骨外端下方凹陷处。

【局部解剖】 胸大肌。血管分布：头静脉、胸肩峰动脉分支。神经分布：胸前神经、锁骨上神经分支。

【功能】 宣调肺气。

【主治】 咳嗽，气喘，胸中烦热，肩背痛。

【针灸方法】 向外斜刺0.5～0.8寸。可灸。

【针灸意外文献】

①《甲乙》：刺太深令人逆息。

②《千金翼方》：禁不可刺。

③《指南》：孕妇禁针。

④《铜人》：刺深使人气逆，故不宜深刺。

⑤《针方六集》：禁灸。

【针灸意外预防】 不可深刺，以免引起气胸。

(4) 中府　＊＊＊　(Zhōng fǔ)　LU1　手太阴肺经

【出处】《脉经》：寸口脉细，发热，呕吐，宜服黄芩龙胆汤，吐不止，宜服橘皮桔梗汤，灸中府。

【取穴】 胸壁前之外部，平第1肋间隙，距胸骨前正中线6寸。

【局部解剖】 胸大肌、胸小肌，深面为第1肋间内外肌。血管分布：腋动、静脉，胸肩峰动、静脉。神经分布：锁骨上神经、第1肋间神经、胸神经分支。

【功能】 调理肺气，清热养阴。

【主治】 咳嗽，胸痛，哮喘，肺痨等证。

【针灸方法】 向外斜刺0.5～0.8寸。

【针灸意外文献】《素问·刺禁论》：刺膺中陷，中肺，为喘逆仰息。

【针灸意外预防】 不可深刺，以免造成气胸。

(5) 气户　＊＊　(Qì hù)　ST13　足阳明胃经

【出处】《甲乙》：气户，在巨骨下，输府两傍各2寸凹陷者中。

【取穴】 仰卧位，乳中线上，锁骨中点之下缘。

【局部解剖】 胸大肌起始部,深层上方为锁骨下肌。血管分布:胸肩峰动、静脉分支。神经分布:锁骨上神经、胸前神经。

【功能】 宣肺理气,止咳平喘。

【主治】 咳嗽,气喘,胸胁痛,吐血,呃逆,胸胁胀满不适。

【针灸方法】 直刺 0.2~0.4 寸,可灸。

【针灸意外预防】 不可深刺,以免引起气胸。

(6) 俞府 ＊＊ (Shū fǔ) KI27 足少阴肾经

【出处】《甲乙》:在巨骨下,去璇玑旁各 2 寸凹陷者中。

【取穴】 在锁骨下缘,任脉旁开 2 寸处取穴。

【局部解剖】 胸大肌。血管分布:胸内动、静脉分支。神经分布:锁骨上神经分支。

【功能】 理气,止咳,平喘。

【主治】 咳嗽,气喘,胸胁痛,呕吐。

【针灸方法】 斜刺或平刺 0.5~0.8 寸。可灸。

【针灸意外预防】 不可深刺,以免刺伤肺脏。

(7) 库房 ＊ (Kù fáng) ST14 足阳明胃经

【出处】《甲乙》:库房,在气户下一寸六分陷者中。

【取穴】 仰卧位,在乳中线上第 1 肋间隙中。

【局部解剖】 胸大肌、胸小肌,深层为第 1 肋间内、外肌。血管分布:胸肩峰动、静脉,胸外侧动、静脉。神经分布:胸前神经分支。

【功能】 止咳定喘。

【主治】 咳嗽,胸胁胀痛,气逆,咳唾脓血。

【针灸方法】 向外斜刺 0.5~0.8 寸。可灸。

【针灸意外预防】 不可深刺,以免刺伤肺脏。

(8) 彧中 ＊＊ (Yù zhōng) KI26 足少阴肾经

【出处】《甲乙》:输府下一寸六分陷中,足少阴脉气所发。

【取穴】 任脉旁开 2 寸,第 1 肋间隙中。

【局部解剖】 胸大肌、肋间外韧带、肋间内肌。血管分布:第 1 肋间动、静脉。神经分布:第 1 肋间神经分支,深层为第 1 肋间神经,皮下有锁骨上神经分支。

【功能】 止咳平喘。

【主治】 咳嗽,气喘,痰壅,胸胁胀满。

【针灸方法】 斜刺或平刺 0.5～0.8 寸,可灸。

【针灸意外预防】 不可深刺,以免刺中肺脏。

(9) 周荣 * (Zhōu róng) SP20 足太阴脾经

【出处】《甲乙》:周荣,中府下一寸六分陷中,足太阴脉气所发。

【取穴】 仰卧,胸乡上一肋,任脉旁开 6 寸,第 2 肋间隙中。

【局部解剖】 胸大肌,下面为胸小肌,肋间内、外肌。血管分布:胸外侧动、静脉。神经分布:胸前神经分支。

【功能】 宽胸理气。

【主治】 胸胁胀满,咳嗽,气喘,胸胁痛。

【针灸方法】 平刺或斜刺 0.5～0.8 寸,可灸。

【针灸意外文献】《入门》:禁灸。

【针灸意外预防】 不可深刺,以免刺伤心、肺。

(10) 神藏 * (Shén cáng) KI25 足少阴肾经

【出处】《甲乙》:神藏,在彧中下一寸六分陷者中。

【取穴】 在第 2 肋间隙,任脉旁开 2 寸。

【局部解剖】 胸大肌,肋间外韧带及肋间内肌。血管分布:第 2 肋间动、静脉。神经分布:第 2 肋间神经前皮支,深面为第 2 肋间神经。

【功能】 止咳平喘。

【主治】 咳嗽,气喘,胸痛烦满,纳呆,呕吐。

【针灸方法】 斜刺或平刺 0.5～0.8 寸。可灸。

【针灸意外预防】 不可深刺,以免发生气胸。

(11) 胸乡 * (Xiōng xiāng) SP19 足太阴脾经

【出处】《甲乙》:胸乡,周荣下一寸六分陷者中,足太阴脉气所发。

【取穴】 仰卧位,天溪上一肋,任脉旁开 6 寸,第 3 肋间隙中。

【局部解剖】 胸大肌、胸小肌外缘、前锯肌,下层为肋间内、外肌。血管分布:胸外侧动、静脉及第 3 肋间动、静脉。神经分布:第 3 肋间神经。

【功能】 理气止痛。

【主治】 胸胁胀痛，胸痛引背。

【针灸方法】 斜刺 0.5～0.8 寸。可灸。

【针灸意外预防】 不可深刺，以免刺伤肺脏。

(12) 膺窗 * (Yīng chuāng) ST19 足阳明胃经

【出处】《甲乙》：膺窗，在屋翳下一寸六分。

【取穴】 仰卧或正坐，乳中线上第 3 肋间隙中。

【局部解剖】 胸大肌，深面为第 3 肋间内、外肌。血管分布：胸外侧动、静脉。神经分布：胸前神经分支。

【功能】 降逆平喘。

【主治】 咳嗽，气喘，胸胁胀痛，乳痈等证。

【针灸方法】 直刺 0.2～0.4 寸，或向内斜刺 0.5～0.8 寸。可灸。

【针灸意外预防】 不可深刺，特别是左侧膺窗，穴下深面为心脏，深刺易导致心、肺损伤，发生针灸意外。

(13) 灵墟 * (Líng xū) KI24 足少阴肾经

【出处】《甲乙》：灵墟，在神封下一寸六分陷者中。

【取穴】 仰卧位，任脉旁开 2 寸，第 3 肋间隙。

【局部解剖】 胸大肌、肋间外韧带及肋间内肌。血管分布：第 3 肋间动、静脉。神经分布：第 3 肋间神经前皮支，深面为第 3 肋间神经。

【功能】 止咳，平喘，理气。

【主治】 咳喘痰多，胸胁胀痛，乳痈，呕吐。

【针灸方法】 斜刺或平刺 0.5～0.8 寸。可灸。

【针灸意外预防】 不可深刺，以免刺伤心、肺。

(14) 渊腋 * * (Yuān yè) GB22 足少阳胆经

【出处】《灵枢·经脉》：脾之大络，名曰大包，出渊腋下三寸，布胸胁。

【取穴】 侧卧位，举臂，腋中线上，第四肋间隙中。

【局部解剖】 前锯肌，肋间内、外肌。血管分布：腹壁静脉、胸外侧动、静脉及第 4 肋间动、静脉。神经分布：第 4 肋间神经及胸长神经分支。

【功能】 宽胸，理气，止痛。

【主治】 胸满,胁痛,腋下肿痛,臂痛。

【针灸方法】 斜刺 0.5～0.8 寸。

【针灸意外文献】

①《甲乙》:禁不可灸,灸之不幸生肿蚀,马刀伤,内溃者死,寒热生马疡可治。

②《千金翼方》:禁不可灸,大忌。

③《西方子明堂灸经》:不灸。

④《圣济》:禁不可灸,灸之不幸。

⑤《入门》:禁用针灸。

(15) 辄筋 * (Zhé jīn) GB23 足少阳胆经

【出处】《甲乙》:辄筋,在腋下三寸,复前行一寸,著胁。

【取穴】 侧卧位,渊腋前 1 寸,当第四肋间隙中。

【局部解剖】 胸大肌外缘,前锯肌、肋间内、外肌。血管分布:胸外侧动、静脉。神经分布:第四肋间神经分支。

【功能】 宽胸,理气,止痛。

【主治】 胸胁痛,肩臂痛,腋肿,咳喘,呕吐,吞酸。

【针灸方法】 斜刺 0.5～0.8 寸,可灸。

【针灸意外预防】 不可深刺,以免刺伤内面重要脏器。

(16) 天溪 * (Tiān xī) SP18 足太阴脾经

【出处】《甲乙》:在胸乡下一寸六分陷者中,足太阴脉气所发。

【取穴】 仰卧位,食窦上一肋,任脉旁开 6 寸,平第 4 肋间隙。

【局部解剖】 胸大肌外下缘,下为前锯肌,再深面为肋间内、外肌。血管分布:胸外侧动、静脉分支,胸腹壁动、静脉,第 4 肋间动、静脉。神经分布:第 4 肋间神经。

【功能】 宽胸理气,通乳活络。

【主治】 胸痛,咳嗽,乳痈,乳汁少等症。

【针灸方法】 平刺或斜刺 0.5～0.8 寸。可灸。

【针灸意外预防】 不可深刺,以免刺伤心、肺。

(17) 天池 * * * (Tiān chí) PC1 手厥阴心包经

【出处】《灵枢·本输》：腋下三寸，手心主也，名曰天池。

【取穴】 第4肋间隙，乳头外侧1寸处。

【局部解剖】 胸大肌外下部，胸小肌下部起始端，深面为第4肋间内、外肌。血管分布：胸、腹壁静脉，胸外侧动、静脉。神经分布：胸前神经分支及第4肋间神经。

【功能】 宽胸理气。

【主治】 胸闷，胸痛，腋下肿痛，咳嗽痰多，气逆，心烦，瘰疬，疟疾，乳痈。

【针灸方法】 斜刺或平刺0.5～0.8寸。可灸。

【针灸意外预防】 不可深刺，否则易刺入胸腔，刺伤心、肺。

(18) 乳中 * (Rǔ zhōng) ST17 足阳明胃经

【出处】《甲乙》：乳中，禁不可刺灸。

【取穴】 乳头正中央。一般此穴不针不灸，仅作为胸、腹部部取穴体表定位标志。

【针灸意外文献】

①《甲乙》：禁不可刺灸，灸刺之，不幸生蚀疮，疮中有脓血清汁者可治，疮中有息肉若蚀疮者死。

②《千金》：刺乳上，中乳房，为肿根蚀。

③《普济方》：不可伤，伤即令人命绝，不可治也。

(19) 神封 ** (Shén fēng) KI23 足少阴肾经

【出处】《甲乙》：在灵墟下一寸六分陷者中。

【取穴】 仰卧位，第4肋间隙，任脉旁开2寸。

【局部解剖】 胸大肌、肋间外韧带、肋间内肌。血管分布：第4肋间动、静脉。神经分布：第4肋间神经。

【功能】 止咳，平喘，理气。

【主治】 咳喘，胸胁支满，呕吐，乳痈等症。

【针灸方法】 斜刺或平刺0.5～0.8寸。可灸。

【针灸意外预防】 不可针刺太深，以免刺伤心肺。

(20) 极泉 * (Jí quán) HT1 手少阴心经

【出处】《甲乙》：极泉在腋下筋间动脉入胸中，手少阴脉气所发。

【取穴】 上臂外展，于腋窝中央，腋动脉的后方。

【局部解剖】 腋筋膜、背阔肌腱、大圆肌。血管分布：腋动脉。神经分布：液腔内为臂丛神经。

【功能】 活血舒筋。

【主治】 心痛，胸闷，胁肋疼痛，心悸，肩痹等。

【针灸方法】 以手扪住搏动之动脉，在指尖引导下，于动脉后缘直刺0.5～1寸。不灸。

【针灸意外预防】 若刺中臂丛或其分支，患者可产生向前臂放射和触电感。针入腋腔后，切忌大幅度提插，因其内组织疏松，并且腋静脉壁与深筋膜联系紧密，保持扩张状态，如不慎刺破血管，可造成血肿。

(21) 大包 ＊＊＊ (Dà bāo) SP21 足太阴脾经

【出处】《灵枢·经脉》：脾之大络，名曰大包，出渊腋下三寸，布胸胁。

【取穴】 侧卧位，举臂，在腋下6寸，腋中线上，第6肋间隙中。

【局部解剖】 前锯肌。血管分布：胸背动、静脉及第6肋间动、静脉。神经分布：第6肋间神经，胸长神经分支。

【功能】 宽胸利胁。

【主治】 胸胁痛，气逆，身痛，乏力。

【针灸方法】 斜刺0.5～0.8寸。可灸。

【针灸意外文献】《循经考穴编》：禁针。

【针灸意外预防】 不可深刺，以免刺伤心、肺。

(22) 乳根 ＊＊＊ (Rǔ gēn) ST18 足阳明胃经

【出处】《甲乙》：乳下一寸六分陷者中。

【取穴】 仰卧位，乳头直下，第5肋间隙。

【局部解剖】 胸大肌下部，深部为肋间内、外肌，再深面为胸内筋膜、肋筋膜、肺脏。血管分布：肋间动脉、胸壁浅静脉。神经分布：肋间神经分支。

【功能】 宣通肺气，活络通乳。

【主治】 咳喘，乳痈，乳少，胸胁痛等。

【针灸方法】 仰卧位，斜刺0.5～0.8寸。可灸。

【针灸意外预防】 由于此穴处胸壁较薄，故宜斜刺不宜直刺，以针与皮肤夹角小于25°较为完全。否则易刺伤肺脏，造成气胸。轻者出现咳嗽，胸闷，胸痛，重者呼吸困难，紫绀，心慌，血压下降，甚则休克，危及生命。又因心脏前面膨隆距皮肤表面较近，针刺左侧乳根穴过深可损于心脏，须特别注意。

(23) 步廊　* *　(Bù láng)　KI22　足少阴肾经

【出处】《甲乙》：在神封下一寸六分陷者中。

【取穴】　在第5肋间隙，任脉旁开2寸处。

【局部解剖】　胸大肌起始部，肋间外韧带及肋间内肌。血管分布：第5肋间动、静脉。神经分布：第5肋间神经。

【功能】　理气止痛，止咳平喘。

【主治】　胸痛，咳嗽，气喘，乳痈，呕吐等症。

【针灸方法】　斜刺或平刺0.5～0.8寸。可灸。

【针灸意外预防】　不可直刺太深，以免伤及深面心、肺脏器。

(24) 鸠尾　* * *　(Jiū wěi)　RN15　任脉

【出处】《灵枢·九针十二原》：膏之原出于鸠尾。

【取穴】　仰卧位，腹正中线上，脐上7寸。

【局部解剖】　腹白线上，腹直肌起始部，深部为肝脏。血管分布：腹壁上动、静脉。神经分布：第6肋间神经。

【功能】　和胃，降逆，宁神。

【主治】　心悸，心痛，癫狂，痫证，哮喘，呃逆，胃脘痛，反胃等。

【针灸方法】　向下斜刺0.5～1寸。可灸。

【针灸意外文献】

①《甲乙》：不可灸刺。

②《千金翼方》：禁不可灸，大忌，禁不可刺，大凶。

③《铜人》：不可灸，灸即令人毕世少心力，此穴大难针，大妙手方可此穴下针，不然取气多，不幸令人夭。

④《指南》：胎妇禁针。

【针灸意外预防】　不可直刺或向上斜刺过深，以免刺伤肝、心。另外，肺气肿患者因肺过度膨胀，容积增加，横膈下降，故更须小心操作，以免刺伤肺脏，发生气胸。

(25) 期门　＊＊＊　(Qī mén)　LR14　足厥阴肝经

【出处】《伤寒论》：伤寒，腹满，谵语，寸口脉浮而紧，此为肝乘脾也，名曰纵，刺期门。

【取穴】　仰卧位，于锁骨中线上，当第 6 肋间取穴。

【局部解剖】　腹直肌、肋间肌，左侧期门深部为胃或横结肠，右侧期门深部为肝脏。血管分布：肋间动、静脉。神经分部：第 6、7 肋间神经。

【功能】　疏肝利胆，和解少阳。

【主治】　胸胁胀痛，腹胀，呕吐，呃逆，咳喘，奔豚，疟疾，伤寒热入营血，胸胁痛，黄疸。

【针灸方法】　斜刺 0.5～0.8 寸，可灸。

【针灸意外预防】　如果针刺过深，针尖可穿过肋间外肌，肋间内肌，膈肌、腹膜腔，而刺伤内部器官。特别是针刺右侧期门，可造成肝脏损伤，引起肝脏出血，后果较为严重，故应谨慎操作，切忌大幅度提插，捻转。同时，针刺右侧期门还较容易刺伤胆囊，尤其是在结石、炎症、肿瘤等病理情况下，由于胆汁充盈，胆囊体积增大，表面粗糙，缺乏应有的弹性、张力，更易导致刺破胆囊壁。另外，针刺过深或由于方向不正确，还可能刺伤肺脏，导致气胸发生。

(26) 不容　＊　(Bù róng)　ST19　足阳明胃经

【出处】《甲乙》：不容，在幽门傍各一寸五分，去任脉三寸。

【取穴】　仰卧位，脐上 6 寸，任脉旁开 2 寸取穴。

【局部解剖】　腹直肌鞘处，深层为腹横肌。血管分布：腹壁上动、静脉及第 7 肋间动、静脉分支。神经分布：第 7 肋间神经分支。

【功能】　行气止痛，调中和胃。

【主治】　胃脘痛，呕吐，腹痛，食欲不振，咳喘，呕血，心痛。

【针灸方法】　直刺 0.5～0.8 寸。可灸。

【针灸意外预防】　不可直刺太深，以免刺伤肺脏发生气胸，肺气肿患者更须小心谨慎。针刺右侧不容，还有刺伤胆囊的可能。

(27) 巨阙　＊＊　(Jù quē)　RN14　任脉

【出处】《脉经》：寸口脉滑，阳实，胸中壅满，吐逆，宜服前胡汤，针太阳、巨阙泻之。

【取穴】 仰卧位,腹正中线上,脐上6寸。

【局部解剖】 深部为肝脏。血管分布:腹壁上动、静脉分支。神经分布:第7肋间神经。

【功能】 宽胸化痰,和胃降逆。

【主治】 心痛,心烦,惊悸,癫痫,胸闷,咳逆上气,腹胀,呕吐,噎膈,黄疸,泄泻。

【针刺方法】 直刺0.5~1寸。可灸。

【针灸意外预防】 不可深刺,以免刺伤肝脏。

(28) 日月 * * * (Rì yuè) GB24 足少阳胆经

【出处】《甲乙》:胆募在日月。

【取穴】 乳头下方,锁骨中线上,第7肋间隙中。

【局部解剖】 肋间内、外肌,肋下缘有腹外斜肌、腹内斜肌、腹横肌,左侧日月深层正对胃大弯近胃底处,右侧则正对肝之前缘。

【功能】 疏肝利胆。

【主治】 胁痛,呕吐,呃逆,黄疸。

【针灸方法】 向外斜刺0.5~0.8寸,不可灸。

【针灸意外预防】

① 因该穴部位胸壁较薄,深面有重要脏器,故不宜直刺,并切忌大幅度提插捻转。斜刺以与皮肤夹角小于25°较为安全,否则可刺穿胸壁进入胸腔,针下可感到阻力突然消失,有空松感,病人则无不适。

② 针刺右侧日月过深可穿过膈肌,刺入肝脏造成损伤,病人自感肝区疼痛或因出血形成下腹部包块或引起右上腹紧张和压痛。同时,针刺右侧日月过深,还可导致胆囊破裂。

③ 刺左侧日月不慎可刺伤胃,病人有左上腹紧张和压痛。

④ 如果针刺此穴向上方斜刺,可通过第7肋间的深面斜穿肋膈窦,当深吸气时,可刺伤肺的下缘,而引发气胸。

(29) 承满 * (Chéng mǎn) ST20 足阳明胃经

【出处】《甲乙》:承满,在不容下一寸,足阳明脉气所发。

【取穴】 仰卧位,脐上5寸,任脉旁开2寸取穴。

【局部解剖】 腹直肌及其鞘处，深层为腹横肌。血管分布：腹壁上动、静脉，第7肋间动、静脉分支。神经分布：第7肋间神经。

【功能】 和胃理气。

【主治】 胃脘痛，腹胀，呕吐，肠鸣，食欲不振，喘逆等症。

【针灸方法】 直刺0.5～0.8寸。可灸。

【针灸意外预防】 不可深刺，以免刺伤肺脏发生气胸。另外，在承满穴针刺过深还可刺伤胃部，发生针灸意外。

(30) 上脘 * (Shàng wǎn) RN13 任脉

【出处】《甲乙》：在巨阙下，一寸五分，去蔽骨三寸。

【取穴】 仰卧位，腹正中线上，脐上5寸。

【局部解剖】 深面为肝下缘及胃幽门部。血管分布：腹壁上动、静脉分支。神经分布：第4肋间神经。

【功能】 健胃理气，降逆止呕。

【主治】 胃脘痛，腹胀，呕吐，纳呆，黄疸，泄泻，痫证。

【针灸方法】 直刺0.5～1寸，可灸。

【针灸意外预防】 不可深刺，以免刺伤胃及肝脏。特别是病理情况下，如肝脏肿大，由于肝组织脆弱，肝细胞变性，表面粗糙，易发生针灸意外。而当肝硬化时更易破裂，后果相当严重。

(31) 梁门 * (Liáng mén) ST21 足阳明胃经

【出处】《甲乙》：梁门，在承满下一寸，足阳明脉气所发。

【取穴】 仰卧位，脐上4寸，任脉旁开2寸取穴。

【局部解剖】 腹直肌及其鞘处，深面为腹横肌。血管分布：第7肋间动、静脉及腹壁上动、静脉。神经分布：第8肋间神经分支。

【功能】 调中和胃，消积化滞。

【主治】 胃脘痛，呕吐，食欲不振，腹胀便溏。

【针灸方法】 直刺0.5～0.8寸。可灸。

【针灸意外预防】 不可深刺，以免损伤内部重要脏器。针刺左侧梁门穴过深，可刺伤胃及脾脏。针右侧梁门穴过深，可刺伤胆囊，特别是在病理情况下。

(32) 中脘　*　(Zhōng wǎn)　RN12 任脉

【出处】《素问·气穴论》：背与心相控而痛，所治天突与十椎及上纪。上纪者，胃脘也。下纪者，关元也。《灵枢·根结》：太阴根于隐白，结于太仓。

【取穴】 仰卧位，腹正中线上，脐上 4 寸。胸骨体下缘与脐中连线中点处。

【局部解剖】 腹白线，腹直肌，深部为胃幽门部，上方为肝前缘。血管分布：腹壁上动、静脉。神经分布：第 7、8 肋间神经。

【功能】 理中焦，健脾胃，化湿浊。

【主治】 胃脘痛，腹胀，呕吐，呃逆，翻胃，泄泻，便秘，怔忡，痫证，脏躁，惊风。

【针灸方法】 直刺 0.3～0.5 寸。可灸。

【针灸意外预防】

① 针刺深度：不可深刺，否则可刺破腹横筋膜、腹膜外脂肪、壁腹膜，进入腹膜腔而刺中胃，引起腹膜炎。特别是饱餐、饭后针刺尤须注意。因为胃扩张时，胃、十二指肠体积增大，胃壁变薄，内压增高，针刺不当更易导致胃穿孔、破裂，在慢性胃炎、胃溃疡、肿瘤等情况下，组织结构发生病理改变，也易发生针灸意外。

② 针刺方向：不可向上方深刺，否则可刺伤肝前缘，引起出血。肝、脾肿大患者尤须慎重。

(33) 腹哀　*　(Fù āi)　SP12　足太阴脾经

【出处】《甲乙》：在日月下一寸五分，足太阴、阴维之会。

【取穴】 仰卧位，神阙穴上 3 寸，建里穴(任脉)旁开 4 寸处。

【局部解剖】 腹内、外斜肌，腹横肌。血管分布：第 8 肋间动、静脉。神经分布：第 8 肋间神经。

【功能】 调理肠胃。

【主治】 腹胀，便溏，便秘，痢疾。

【针灸方法】 直刺 0.5～0.8 寸。可灸。

【针灸意外预防】 不可直刺太深，以免损伤内部脏器。特别是针刺左腹哀穴可刺伤脾脏。可参阅京门穴项下。

(34) 关门　*　(Guān mén)　ST22　足阳明胃经

【出处】《甲乙》：关门，在梁门下，太乙上，……足阳明脉气所发。

【取穴】 仰卧位，脐上 3 寸，建里穴旁开 2 寸。

【局部解剖】 腹直肌及其鞘处。血管分布：第 8 肋间动、静脉分支及腹壁动、静脉。神经分布：第 8 肋间神经。

【功能】 理气和中，健脾和胃。

【主治】 腹痛，腹胀，泄泻，纳呆，水肿，遗尿。

【针灸方法】 直刺 0.8～1.2 寸。可灸。

【针灸意外预防】 不可深刺，以免损伤内脏，特别是针刺左侧关门易刺伤胃。

(35) 建里　*　(Jiàn lǐ)　RN11　任脉

【出处】《甲乙》：建里，在中脘下一寸。

【取穴】 仰卧位，腹中线上，脐上 3 寸。

【局部解剖】 深部为横结肠。血管分布：腹壁上、下动脉、静脉交界处分支。神经分布：第 8 肋间神经。

【功能】 健脾化湿，化中消积。

【主治】 胃脘痛，腹胀，呕吐，水肿，食欲不振。

【针灸方法】 直刺 0.5～1 寸。可灸。

【针灸意外文献】《入门》：禁灸。

【针灸意外预防】 不可深刺，以免损伤深部脏器胃、肠等。

(36) 京门　* *　(Jīng mén)　GB25　足少阳胆经

【出处】《灵枢·脉经》：肾俞在背第十四椎，募在京门。

【取穴】 侧卧位，于侧腹部，当第 12 肋骨游离端下际处。

【局部解剖】 腹内、外斜肌及腹横肌。血管分布：第 11 肋间动、静脉。神经分布：第 11 肋间神经。

【功能】 调理肠胃。

【主治】 肠鸣，泄泻，腹胀，腰胁痛。

【针灸方法】 斜刺 0.5～0.8 寸。可灸。

【针灸意外预防】 不可深刺，否则易刺伤内部脏器。针刺左侧京门过深，可刺伤脾脏，特别是在病理情况下，如疟疾、黑热病、血吸虫等使脾脏体积增大，游离度低于正常，脆性增加，更易发生针灸意外。不慎刺入腹腔，针尖触及脾脏被膜，医者手下可有阻力感，应立即退针，不可再进针、提插。

(37) 章门　＊＊＊　(Zhāng mén)　LR13　足厥阴肝经

【出处】《脉经》：关脉缓，其人不欲食，此胃气不调，脾胃不足，宜服平胃散、补脾汤，针章门补之。

【取穴】　腋中线上，当第 11 浮肋游离端之下际处。

【局部解剖】　腹内、外斜肌及腹横肌。血管分布：肋间动脉末支。神经分布：第 10、11 肋间神经，左侧章门穴下当脾脏下缘，右章门当肝右叶前缘。

【功能】　疏肝，理气，止痛。

【主治】　胸胁痛，腹胀，腹痛，呕吐，泄泻，黄疸，肝、脾肿大等。

【针灸方法】　侧卧位，斜刺 0.5～0.8 寸。可灸①。

【针灸意外文献】《循经考穴编》：禁针。

【针灸意外预防】　不可深刺，否则针尖可在腹横肌深面进入腹横筋膜、腹膜外脂肪、腹膜壁层到腹膜腔。刺伤内部脏器。左侧章门可刺伤脾脏，右章门可刺伤肝脏。如果针刺不当，还可引起肋间动脉破裂。

(38) 下脘　＊　(Xià wǎn)　RN10　任脉

【出处】《甲乙》：下脘，在建里下一寸。

【取穴】　腹正中线上，脐上 2 寸。

【局部解剖】　深面为横结肠。血管分布：腹壁上下动静脉。神经分布：第 8 肋间神经。

【功能】　健脾和胃，消食化滞。

【主治】　胃脘痛，腹胀，呕吐，呃逆，泄泻，虚肿。

【针灸方法】　直刺 0.5～1 寸。可灸。

【针灸意外文献】《外台》：孕妇不可灸。

【针灸意外预防】　不可深刺，以免刺伤胃、肠。

(39) 水分　＊　(Shuǐ fēn)　RN9　任脉

---

① 可灸：肝硬化、肝硬化腹水时灸章门效果较好，也可拔罐。

【出处】《甲乙》：水分在下脘一寸，脐上一寸。

【取穴】 仰卧位，腹正中线上，神阙上1寸。

【局部解剖】 深面为小肠。血管分布：腹壁下动、静脉。神经分布：第8、9肋间神经。

【功能】 健脾胃，利水湿。

【主治】 腹痛，腹胀，泄泻，水肿等。

【针灸方法】 直刺0.5～1寸，可灸。

【针灸意外文献】

①《千金翼方》：忌针，针水出尽即殆。

②《外台》：孕妇不可灸。

③《铜人》：若水病，禁不可刺，针，水尽即毙。

【针灸意外预防】 不可深刺，以免损伤深部小肠。

(40) 天枢 ＊＊ (Tiān shū) ST25 足阳明胃经

【出处】《灵枢·骨度》：以下至天枢，长八寸，过则胃大，不及则胃小。

【取穴】 仰卧位，神阙穴旁开2寸。

【局部解剖】 腹直肌及其鞘处。血管分布：第10肋间动、静脉，腹壁下动、静脉。神经分布：第10肋间神经。

【功能】 调理肠胃，理气和营。

【主治】 腹痛，腹胀，泄泻，痢疾，便秘，肠痈，痛经，月经不调，水肿等。

【针灸方法】 直刺0.8～1.2寸，可灸。

【针灸意外文献】

①《千金翼方》：魂魄之舍，不可下针。

②《类经图翼》：孕妇不可灸。

【针灸意外预防】 不可深刺，否则可穿过腹直肌鞘后层、腹横筋膜、腹膜外脂肪、壁腹膜，进入腹膜腔而刺中小肠，造成损伤。

(41) 神阙 ＊＊＊ (Shén què) RN8 任脉

【出处】《素问·气穴论》：脐一穴。正名出自《外台》：脐中，神阙穴也，一名气舍。

【取穴】 仰卧位，于脐窝中点取穴。

【局部解剖】 腹直肌，深部为小肠。血管分布：腹壁上、下、动、静脉。神经分布：第 10 肋间神经。

【功能】 调补冲任，温肾壮阳，回阳固脱，开窍复苏，和胃理肠。

【主治】 中风脱证，四肢厥冷，尸厥，痫证，泄痢，脱肛，便秘，小便不禁等。

【针灸方法】 可在严格消毒的条件下，直刺 0.5～0.8 寸。多灸。

【针灸意外文献】

①《甲乙》：禁不可刺中小肠，刺之令人恶疡遗矢者，死不治。

②《千金翼方》：不刺。

③《铜人》：禁不可针，若刺，使人脐中恶，汗出。

【针灸意外预防】 针刺不宜过深，否则易刺伤内脏小肠。必须严格消毒，以免感染，针前先用碘酊消毒穴位，75％酒精脱碘，并擦净皱褶中污垢。进针时宜慢，可行捻转手法，幅度不宜大。针后不宜拔火罐，针后再涂以碘酊消毒针眼。

(42) 气海 ＊＊ (Qì hǎi) RN6 任脉

【出处】《灵枢·九针十二原》：肓之原，出于脖胦，脖胦一。《脉经》：尺脉微，厥逆，小腹中拘急，有寒气……针气海。

【取穴】 仰卧位，腹正中线上，脐下 1.5 寸。

【局部解剖】 腹白线，深部为小肠，女性为子宫底部。血管分布：腹壁浅动、静脉分支，腹壁下动、静脉分支。神经分布：第 11 肋间神经。

【功能】 升阳补气，益肾固精。

【主治】 腹痛，腹胀，便秘，泄痢，遗精，阳痿，疝气，遗尿，痛经，月经不调，闭经，崩漏，带下，阴挺，脏气虚衰。

【针灸方法】 直刺 0.5～1 寸。可灸。

【针灸意外文献】《外台》：孕妇不可灸。

【针灸意外预防】 不可深刺，否则可刺入腹膜腔，刺中小肠，女性深刺则可刺中子宫底部。妇女经期针刺应慎重，孕期不可针刺。

(43) 石门 ＊＊ (Shí mén) RN5 任脉

【出处】《甲乙》：石门，三焦募也……。

【取穴】 仰卧位，腹正中线上，脐下 2 寸。

【局部解剖】 深面为小肠。血管分布：腹壁浅动、静脉分支，腹壁下动、静脉分支。神经分布：第11肋间神经。

【功能】 调经止带，温肾壮阳。

【主治】 腹胀，泄泻，奔豚气，小便不利，遗精，阳痿，经闭，崩漏，产后恶露。

【针灸方法】 直刺0.5～1寸。可灸。

【针灸意外文献】

①《甲乙》：女子禁不可刺灸中央，不幸使人绝子。

②《千金》：石门……忌灸，绝孕。

③《铜人》：妇人不可针，针终身绝子。

④《聚英》：妇人禁针，禁灸，犯之终身绝子。

⑤《逢源》：妇人禁针灸，犯之绝孕。

【针灸意外预防】 不可深刺，以免刺伤小肠。

(44) 水道　*　(Shuǐ dào)　ST28　足阳明胃经

【出处】《甲乙》：在大巨下三寸，足阳明脉气所发。

【取穴】 仰卧位，天枢穴直下3寸，关元穴旁开2寸。

【局部解剖】 腹直肌及鞘处。血管分布：第12肋间动、静脉，外为腹壁下动、静脉。神经分布：第12肋间神经。

【功能】 通利三焦。

【主治】 腹胀，疝气，痛经，小便不利。

【针灸方法】 直刺0.8～1.2寸。可灸。

【针灸意外预防】 不可深刺，以免刺伤膀胱。

(45) 关元　**　(Guān yuán)　RN4　任脉

【出处】《素问·气穴论》：背与心相控而痛，所治……下纪者，关元也。

【取穴】 仰卧位，腹正中线上，脐下3寸。

【局部解剖】 腹直肌，深面为小肠，膀胱充盈时，毗邻膀胱。血管分布：腹壁浅动、静脉分支，腹壁下动、静脉。神经分布：第12肋间神经。

【功能】 温肾壮阳，培补元气，通调冲任。

【主治】 中风脱证，虚劳，腹痛，泄泻，遗精，阳痿，脱证，疝气，尿频，遗尿，月经不调，痛经，经闭，阴挺，消渴。

【针灸方法】 直刺 0.5～1 寸，或向下斜刺 1.5～2 寸，先排尿后针刺。可灸①。

【针灸意外文献】

①《圣惠》：若怀胎必不针，若针而落胎，胎多不出，而针外昆为立出。

②《针经聚英集》：若妊娠，不得刺，刺之胎死不出，子母俱亡。

③《指南》：妊娠禁针。

(46) 归来 * * * (Guī lái) ST29 足阳明胃经

【出处】《甲乙》：一名奚谷穴，在水道下二寸。

【取穴】 仰卧位，脐下 4 寸，中极穴旁开 2 寸。

【局部解剖】 腹直肌外缘，腹内斜肌，腹横肌腱膜。血管分布：腹壁下动、静脉。神经分布：髂腹下神经。

【功能】 调经降逆，益气固脱。

【主治】 少腹痛，经闭，白带，疝气。

【针灸方法】 直刺 0.8～1.2 寸。可灸。

【针灸意外预防】 不可深刺，以免刺伤膀胱。

(47) 中极 * * * (Zhōng jí) RN3 任脉

【出处】《甲乙》：中极，膀胱募也，一名气原，一名玉泉，在脐下四寸。

【取穴】 仰卧位，腹正中线上，脐下 4 寸。

【局部解剖】 腹直肌，深面为乙状结肠。血管分布：腹壁浅动、静脉，腹壁下动、静脉。神经分布：髂腹下神经分支。

【功能】 调经血，理下焦，温精宫，利膀胱。

【主治】 小便不利，遗尿，遗精，阳痿，早泄，疝气，月经不调，阴痛，不孕，痛经，崩漏。

【针灸方法】 直刺 0.5～1 寸，针前排尿。可灸。

【针灸意外文献】《外台》：孕妇不可灸。

【针灸意外预防】 不可深刺，以免刺入腹膜腔，刺中小肠，或膀胱充盈时

---

① 可灸：保健灸关元的时间为每月阴历的初一至初七，连灸 7 天，每天 40 分钟。

被刺伤，孕妇不宜针灸。

(48) 曲骨 * * * (Qǔ gǔ) RN2 任脉

【出处】《甲乙》：曲骨，在横骨上，中极下一寸，毛际陷者中，动脉应手。

【取穴】 仰卧位，腹正中线，耻骨联合上缘凹陷处。

【局部解剖】 腹直肌，深面为膀胱。血管分布：腹壁浅动、静脉。神经分布：髂腹下神经。

【功能】 滋补肾阳，调经止带，通调水道。

【主治】 遗尿，遗精，尿闭，月经不调，赤白带下，不孕，痛经，阳痿，早泄，疝气。

【针灸方法】 直刺 0.5～1 寸，可灸。

【针灸意外文献】《素问·刺禁论》：刺少腹，中膀胱，溺出，令人少腹满。

【针灸意外预防】 此穴针前宜先排空小便，并不宜深刺，否则针尖可刺入腹膜腔，刺中膀胱。因小儿膀胱平时即高出于骨盆上方，贴腹前壁，故较成人更易发生针灸意外。另外，此穴孕妇不宜针。

(49) 气冲 * * (Qì chōng) ST30 足阳明胃经

【出处】《灵枢·经脉》：胃足阳明之脉，……下挟脐，入气街中。

【取穴】 仰卧位，天枢下 5 寸，曲骨旁开 2 寸，腹股沟韧带上方，腹壁下动脉之内侧。

【局部解剖】 腹外肌腱膜，腹内斜肌，腹横肌。血管分布：外侧有腹壁下动、静脉。神经分布：髂腹股沟神经。

【功能】 舒宗筋，散厥气。

【主治】 阴肿，腹痛，疝气，月经不调，阳痿，胎产诸疾。

【针灸方法】 直刺 0.8～1.2 寸，或由外向内下外阴部斜刺 1～1.5 寸。

【针灸意外文献】

①《灵枢·经脉》：刺气街中脉，血不出，为肿鼠仆。

②《甲乙》：灸之不幸，使人不得息；禁不可灸。

③《千金翼方》：灸之不幸不得息。

④《铜人》：禁不可灸。

【针灸意外预防】 进针过深，可刺入腹股沟管中，在此男性有精索通过，女性有子宫圆韧带。故不宜深刺，以免刺伤上述结构。

(50) 大椎 ＊ (Dà zhuī) DU14 督脉

【出处】《素问·骨空论》：灸寒热法，先灸项大椎，以年壮为数。

【取穴】 后正中线，第7颈椎棘突下。

【局部解剖】 斜方肌腱，棘上、棘间韧带，深部相当胸Ⅰ、Ⅱ节段水平。血管分布：颈横动脉分支，棘间皮下静脉丛。神经分布：第8颈神经后支。

【功能】 祛风解表，清热通阳，清心宁神。

【主治】 发热，咳嗽，骨蒸潮热，腰脊强痛，惊风，癫狂，痫证，虚劳，中暑，霍乱，呕吐，瘫痪，哮喘。

【针灸方法】 头向前倾，微斜向上直刺0.5～1寸。可灸。

【针灸意外预防】 不可深刺，否则可刺达黄韧带(此时针尖阻力突然消失，有空松感)，进则刺穿硬脊膜、脊蛛网膜、软脊膜，伤及脊髓。病人被刺中脊髓，可有触电感，向四肢放射，惊恐感。

(51) 肩井 ＊＊＊ (Jiān jǐng) GB21 足少阳胆经

【出处】《甲乙》：肩井，在肩上陷者中，缺盆上，大骨前。

【取穴】 在肩上，大椎穴与肩峰连线中点取穴。

【局部解剖】 斜方肌、前锯肌。血管分布：颈横动、静脉分支。神经分布：腋神经分支。

【功能】 活血逐痹。

【主治】 肩背痹痛，颈项强痛，乳痈，中风偏瘫，瘰疬等。

【针灸方法】 直刺0.5～0.8寸。可灸。

【针灸意外文献】

①《圣惠》：特不宜灸；针不得深，深即令人闷。

②《图翼》：孕妇禁针。

③《资生》：此髆井脉，足阳明之会，乃连五脏气，若刺深，则令人闷倒，不识人。

【针灸意外预防】

① 本穴针感反应较强易发生晕针，且适对胸内之肺尖，故针刺时应十分

小心,不可突然强刺激和针刺太深,以免发生晕针或气胸。该穴区同胸膜脏层有纤维小梁,活动范围极小。而右胸膜前界与右肺之间的间隙很小,加之胸膜囊的最上部胸膜顶,高出锁骨内侧端以上 1～3 cm,所以针刺该穴特别是右侧肩井过深,更易刺伤肺脏。

② 进针朝前下方过深,可刺中第 1 肋或第 2 肋,针感坚硬,若穿透第 1 肋间隙,则可伤及深面的胸膜壁层及肺上叶。若针朝前内方深刺,经第 1 肋上方,可刺穿胸膜顶及肺尖,发生气胸。

(52) 肩中俞　*　(Jiān zhōng shū)　SI15　手太阳小肠经

【出处】《甲乙》:在肩甲内廉,去脊二寸陷者中。

【取穴】 正坐位,大椎穴旁开 2 寸处。

【局部解剖】 斜方肌、肩胛提肌。血管分布:颈横动、静脉。神经分布:第 1 胸神经分支,肩胛背神经和副神经。

【功能】 散风舒筋,宣肺平喘。

【主治】 咳嗽,气喘,肩背疼痛,目视不明,寒热唾血。

【针灸方法】 直刺 0.3～0.6 寸,可灸。

【针灸意外预防】 不可深刺,以免损伤肺脏,引起气胸。

(53) 陶道　*　(Táo dào)　DV13　督脉

【出处】《甲乙》:大椎节下间,督脉、足太阳之会。

【取穴】 俯伏或俯卧位,后正中线上,第一胸椎棘突下。

【局部解剖】 斜方肌腱,棘上、棘间韧带,深部为胸Ⅰ、Ⅱ节段水平,正处于颈膨大部。血管分布:第 1 肋间动脉分支,棘间皮下静脉丛。神经分布:第 1 胸神经。

【功能】 清热,解表,补虚损。

【主治】 头项痛,恶寒,发热,疟疾,癫狂,骨蒸潮热,头项脊背痛。

【针灸方法】 直刺 0.5～1 寸。可灸。

【针灸意外预防】 不可深刺,以免损伤脊髓。

(54) 巨骨　*　(Jù gǔ)　LI16　手阳明大肠经

【出处】《素问・气府论》:手阳明脉气所发者……,巨骨穴各一。

【取穴】 肩端上,锁骨肩峰端与肩胛冈之间凹陷处。

【局部解剖】 斜方肌、冈上肌。血管分布：深面为肩胛上动、静脉。神经分布：锁骨上神经、副神经分支，深面为肩胛上神经。

【功能】 舒筋利节。

【主治】 肩背手臂痛不可伸，瘰疬，瘿气。

【针灸方法】 直刺 0.4～0.6 寸。可灸。

【针灸意外文献】

①《圣惠》：禁不可针。

②《入门》：禁针。

【针灸意外预防】 不可深刺，以免刺入胸腔造成气胸。

(55) 肩贞 ＊ (Jiān zhēn) SI9 手太阳小肠经

【出处】《素问·气府论》：手少阳脉气所发者三十二穴：……肩贞各一。

【取穴】 肩关节后下方，垂臂，于腋后纹头上 1 寸取穴。

【局部解剖】 三角肌后部，下层为大圆肌。血管分布：旋肩胛动、静脉。神经分布：腋神经分支，深层上方为桡神经。

【功能】 祛风活络。

【主治】 肩胛痛，手臂麻木，痛不能举，上肢瘫，耳鸣耳聋。

【针灸方法】 针刺 0.4～0.6 寸，可灸。

【针灸意外文献】《入门》禁灸。

【针灸意外预防】

① 针刺深度：针刺过深针尖可刺及位于腋动脉后方的臂丛神经分支——桡神经，产生向整个上肢背侧及指端放射的触电感，进入腋腔后，不可猛力提插，以免损伤血管造成出血。

② 针刺方向：针刺只能向前方刺入，切不可偏向内，以免损伤胸侧壁，造成气胸。

(56) 秉风 ＊ (Bǐng fēng) SI12 手太阳小肠经

【出处】《甲乙》：秉风，侠天，在外肩上小髃骨后，举臂有空，手阳明、太阳、手足少阳之会。

【取穴】 正坐位，肩胛冈上窝中点，天宗穴直上。

【局部解剖】 斜方肌、冈上肌。血管分布：肩胛上动、静脉。神经分布：

锁骨上神经、副神经，深层为肩胛上神经。

【功能】 舒筋散风。

【主治】 肩胛、肩臂疼痛不举，上肢麻木。

【针灸方法】 直刺 0.3 寸。可灸。

【针灸意外预防】 宜向锁骨上窝上方刺，不宜向胸部深刺，以免引起气胸。

(57) 曲垣 * (Qū yuán) SI13 手太阳小肠经

【出处】《甲乙》：在肩中央曲甲陷者中，按之动脉应手。

【取穴】 肩胛冈内上端凹陷处，约当臑俞与第 2 胸椎棘突连线的中点。

【局部解剖】 斜方肌和冈上肌中。血管分布：颈动、静脉分支，深层为肩胛上动、静脉分支。神经分布：第 2 胸神经分支、副神经，深部为肩胛上神经分支。

【功能】 祛风，活血，舒筋。

【主治】 肩胛拘挛疼痛。

【针灸方法】 直刺 0.3～0.5 寸。可灸。

【针灸意外预防】 不可向胸部方向深刺，以免引起气胸。

(58) 大杼 * * (Dà zhù) BL11 足太阳膀胱经

【出处】《素问・水热穴论》：大杼、膺俞……，此八者，以泻胸中之热也。

【取穴】 俯伏位，第 1 胸椎棘突下，督脉旁开 1.5 寸。

【局部解剖】 斜方肌、菱形肌、上后锯肌，最深面为最长肌。血管分布：第 1 肋间动、静脉。神经分布：第 1 胸神经。

【功能】 清热散风，降逆舒筋。

【主治】 咳嗽，头痛，发热，喉痹，颈项、肩胛痛。

【针灸方法】 斜刺 0.5～0.8 寸。可灸。

【针灸意外文献】《圣惠》禁灸。

【针灸意外预防】 不可深刺，以免损伤肺脏。

(59) 风门 * * * (Fēng mén) BL12 足太阳膀胱经

【出处】《甲乙》：风门热府，在第 2 椎下两傍。

【取穴】 俯伏位，第 2 胸椎棘突下，后正中线旁开 1.5 寸。

【局部解剖】 斜方肌、菱形肌、上后锯肌、骶棘肌。血管分布：第2肋间动、静脉。神经分布：第2、3胸神经。

【功能】 祛风，清热，平喘。

【主治】 头痛，颈项胸背痛，身热，咳嗽，哮喘，风疹。

【针灸方法】 向内斜刺0.5～0.8寸。可灸。

【针灸意外预防】 该穴内侧肌肉丰厚，故向内斜刺较安全，而该穴区深面及外侧肌肉较薄，直刺或向外斜刺，可经肋间隙刺穿胸壁，刺伤肺脏，造成气胸。

(60) 肺俞 ＊＊＊ (Fèi shū) BL13 足太阳膀胱经

【出处】《灵枢・背腧》：五藏之腧，出于背者，……肺俞在三焦之间，挟脊相去三寸所。

【取穴】 俯伏位，第3胸椎棘突下，后正中线旁开1.5寸。

【局部解剖】 斜方肌、菱形肌、骶棘肌。血管分布：第3肋间动、静脉。神经分布：第3或第4胸神经。

【功能】 宣肺，平喘，理气，清虚热。

【主治】 咳嗽，气喘，哮喘，腰脊痛，骨蒸潮热，盗汗。

【针灸方法】 向内微斜向脊柱刺入0.5～0.8寸。可灸。

【针灸意外文献】

①《灵枢・背腧》：灸之则可，刺之则不可。

②《甲乙》：肺俞不可伤，伤及令人身心颤掉。

【针灸意外预防】 该穴深面有肺脏，故不可深刺，若垂直方向深刺，针尖可通过肋间肌，穿透胸膜壁层、胸膜腔伤及肺脏，造成气胸。患者突感胸痛，胸闷，甚则呼吸困难、发绀、出汗，并可出现虚脱、血压下降等休克现象。

(61) 厥阴俞 ＊＊＊ (Jué yīn shū) BL14 足太阳膀胱经

【出处】《千金》：胸中膈气聚痛，好吐，灸厥阴俞随年壮。

【取穴】 俯伏，第4胸椎棘突下，旁开1.5寸。

【局部解剖】 斜方肌、菱形肌、深面为骶棘肌。血管分布：第4肋间动、静脉。神经分布：第4、5胸神经。

【功能】 宁心安神，宽胸止痛。

【主治】 心痛，心悸，胸闷，咳嗽，呕吐。

【针灸方法】 向内斜刺 0.5～0.8 寸。可灸。

【针灸意外文献】《古法新解会元针灸学》：禁灸，灸则火入心脏，恐心膜胀大也。

【针灸意外预防】 不可深刺，以免引起气胸。

(62) 膏肓 ＊＊＊ (Gāo huāng) BL43 足太阳膀胱经

【出处】《千金》：膏肓俞无不治，主羸瘦虚损，梦中失精，上气咳逆，狂惑忘误。

【取穴】 俯伏位，第四胸椎棘突下，督脉旁开 3 寸，于肩胛骨脊柱缘。

【局部解剖】 肩胛冈内端，斜方肌、菱形肌，深面为髂肋肌。血管分布：第 4 肋间动、静脉，颈横动脉分支。神经分布：第 3、4 胸神经分支，深层为肩胛背神经，最深面为第 4 肋间神经，

【功能】 通宣理肺，益气养阴。

【主治】 肺痨，咳嗽，气喘，盗汗，吐血，遗精，肩胛背痛。

【针灸方法】 向内斜刺 0.5～0.8 寸。可灸。

【针灸意外文献】《针方六集》：禁不宜针，若针此穴，泄人五藏真气，是在所忌。

【针灸意外预防】 不可深刺，以免发生气胸。

(63) 心俞 ＊＊＊ (Xīn shū) BL15 足太阳膀胱经

【出处】《灵枢·背腧》：心俞，在五焦之间。

【取穴】 俯伏位，在第五胸椎棘突下，督脉神道穴旁开 1.5 寸。

【局部解剖】 斜方肌、菱形肌、骶棘肌。血管分布：第 5 肋间动、静脉。神经分布：第 5 或第 6 胸神经。

【功能】 养心安神，清神宁志。

【主治】 癫狂，痫证，心悸，失眠，心痛，胸胁痛。

【针灸方法】 向内斜刺 0.5～0.8 寸。可灸。

【针灸意外文献】

①《灵枢·背腧》：灸之则可，刺之则不可。

②《甲乙》：禁灸。

③《入门》：禁用针灸。

【针灸意外预防】 该穴深面有肺脏，故不可深刺，直刺以 1 寸以内为安全。向脊柱方向斜刺最为安全，针尖向外斜刺则可刺伤肺，引发气胸。也可刺伤心脏。因背部肌表距心脏较远，中间隔肺，只有针刺较深时才可发生，即同时也造成了心肺的损伤，后果严重。

(64) 督俞 ＊＊＊ (Dū shū) BL16 足太阳膀胱经

【出处】《圣惠》：督俞二穴在第六椎下两傍，相去同身寸一寸半是穴。

【取穴】 俯伏位，第 6 胸椎棘突下，督脉灵台穴旁开 1.5 寸。

【局部解剖】 斜方肌、背阔肌肌腱、骶棘肌。血管分布：第 6 肋间动、静脉，颈横动脉分支。神经分布：肩胛背神经，第 6 或第 7 胸神经分支。

【功能】 宽胸，理气，降逆。

【主治】 心痛，腹痛，腹胀，呃逆。

【针灸方法】 斜刺 0.5～0.8 寸。可灸。

【针灸意外文献】《圣惠》：禁针。

【针灸意外预防】 不可深刺，否则可刺伤心脏。

(65) 譩譆 ＊＊＊ (Yì xǐ) BL45 足太阳膀胱经

【出处】《素问·骨空论》：在背下，侠脊傍三寸所，压之令病者呼譩譆，譩譆应手。

【取穴】 俯伏位，平第 6 胸椎棘突下，督脉灵台穴旁开 3 寸。

【局部解剖】 斜方肌外缘，髂肋肌。血管分布：第 6 肋间动、静脉分支。神经分布：第 5、6 胸神经分支，深面为第 6 肋间神经干。

【功能】 解表清热，宣肺理气，通经活络。

【主治】 咳嗽，气喘，肩背，季胁痛，目眩，疟疾，热病汗不出。

【针灸方法】 斜刺 0.5～0.8 寸。可灸。

【针灸意外预防】 不可深刺，以免刺伤内脏，特别是针刺左侧不慎，可刺伤心脏。

(66) 膈俞 ＊＊＊ (Gé shū) BL17 足太阳膀胱经

【出处】《灵枢·背腧》：膈俞在七焦之间。

【取穴】 俯伏位，第 7 胸椎棘突下，督脉至阳穴旁开 1.5 寸。

【局部解剖】 斜方肌下缘、背阔肌、骶棘肌。血管分布：第7肋间动、静脉分支。神经分布：第7或第8胸神经分支。

【功能】 清热养血，宽胸利膈，理气降逆。

【主治】 胃脘痛，呃逆，咳喘，吐血，潮热，盗汗，脊背痛，贫血。

【针灸方法】 向内斜刺0.5～0.8寸。可灸。

【针灸意外文献】《灵枢·背腧》：灸之则可，刺之则不可。

【针灸意外预防】 不可深刺，否则可刺伤心、肺。

(67) 膈关 ＊＊＊ (Gé guān) BL46 足太阳膀胱经

【出处】《甲乙》：膈关，在第七椎下两傍各三寸陷者中。

【取穴】 俯伏位，第7胸椎棘突下，督脉至阳穴旁开3寸。

【局部解剖】 背阔肌、髂肋肌。血管分布：第7肋间动、静脉分支。神经分布：第6、7胸神经分支，深面为第7肋间神经干。

【功能】 理气降逆。

【主治】 饮食不下，呕吐，嗳气，脊背强痛。

【针灸方法】 斜刺0.5～0.8寸。可灸。

【针灸意外预防】 不可深刺，以免刺伤内脏，特别是针刺左膈关穴更易刺伤心脏，必须小心谨慎。

(68) 肝俞 ＊＊ (Gān shū) BL18 足太阳膀胱经

【出处】《灵枢·背腧》：肝俞在九焦之间。

【取穴】 俯伏位，第9胸椎棘突下，督脉筋缩穴旁开1.5寸。

【局部解剖】 背阔肌、骶棘肌和髂肋肌之间。血管分布：第9肋间动、静脉。神经分布：第9、10胸神经分支，深层为第9胸神经外侧支。

【功能】 舒肝利胆，养肝明目。

【主治】 黄疸，胁痛，目赤，眩晕，癫痫，脊背痛等。

【针灸方法】 向内斜刺0.5～0.8寸。可灸。

【针灸意外文献】

①《灵枢·背腧》：灸之则可，刺之则不可。

②《金鉴》：禁针。

【针灸意外预防】 不可深刺，否则可刺伤肺脏。

(69) 胆俞　＊＊＊　(Dǎn shū)　BL19　足太阳膀胱经

【出处】《素问·奇病论》：胆虚气上溢，而口为之苦，治之胆募俞。

【取穴】 俯伏位，第 10 胸椎棘突下，督脉中枢穴旁开 1.5 寸。

【局部解剖】 背阔肌、骶棘肌和髂肋肌之间。血管分布：第 10 肋间动、静脉。神经分布：第 10 胸神经分支，深层为第 10 胸神经外侧支。

【功能】 清肝胆湿热，利胸膈气机。

【主治】 口苦，黄疸，咽痛，胁痛，潮热盗汗，肺痨。

【针灸方法】 向内斜刺 0.5～0.8 寸，可灸。

【针灸意外预防】 不可深刺，以免引起气胸。

(70) 阳纲　＊　(Yáng gāng)　BL48　足太阳膀胱经

【出处】《甲乙》：在第十椎下两傍各三寸陷者中。

【取穴】 第 10 胸椎棘突下，督脉中枢穴旁开 3 寸。

【局部解剖】 背阔肌、髂肋肌。血管分布：第 10 肋间动、静脉。神经分布：第 9、10 胸神经分支，深层为第 10 胸神经干。

【功能】 清利肝胆湿热。

【主治】 腹痛，肠鸣，泄泻，黄疸，消渴。

【针灸方法】 斜刺 0.5～0.8 寸，可灸。

【针灸意外预防】 不可深刺，患者作中度呼吸时，肺下缘浮动度较大，深刺可刺伤肺，引起气胸。肺气肿病人更应注意。

(71) 脾俞　＊　(Pí shū)　BL20　足太阳膀胱经

【出处】《灵枢·背腧》：脾俞在十一焦之间。

【取穴】 俯伏位，第 11 胸椎棘突下，督脉脊中穴旁开 1.5 寸。

【局部解剖】 背阔肌、骶棘肌和髂肋肌之间。血管分布：第 11 肋间动、静脉。神经分布：第 10 胸神经分支，深层为第 15 胸神经外侧支。

【功能】 健脾化湿。

【主治】 胁痛，腹胀，呕吐，黄疸，泄泻，水肿，贫血，胃脘痛，背痛。

【针灸方法】 向内斜刺 0.5～0.8 寸。可灸。

【针灸意外文献】

①《灵枢·背腧》：灸之则可，刺之则不可。

②《金鉴》：禁针。

【针灸意外预防】 穴位内侧肌肉丰厚，故向内斜刺较为安全。穴位深层及外侧肌肉较薄，直刺或向外斜刺，易刺穿胸壁进入肋膈窦内，甚者可伤及肝、肾等重要脏器。

(72) 意舍 ＊ (Yì shè) BL49 足太阳膀胱经

【出处】《甲乙》：意舍，在第十一椎下两傍各三寸陷者中。

【取穴】 平第 11 胸椎棘突下，督脉脊中穴旁开 3 寸。

【局部解剖】 背阔肌、髂肋肌。血管分布：第 11 肋间动、静脉。神经分布：第 10、11 胸神经分支，深层为第 11 胸神经干。

【功能】 健脾温阳，清热利湿。

【主治】 腹胀，泄泻，呕吐，饮食不下。

【针灸方法】 斜刺 0.5～0.8 寸。可灸。

【针灸意外预防】 不可深刺，以免刺伤肾脏。

(73) 胃俞 ＊ (Wèi shū) BL21 足太阳膀胱经

【出处】《甲乙》：胃俞，在第十二椎下两傍各一寸五分。

【取穴】 俯伏位，第 12 胸椎棘突下，督脉旁开 1.5 寸。

【局部解剖】 腰背筋膜、骶棘肌和髂肋肌之间。血管分布：肋下动、静脉。神经分布：第 12 胸神经分支，深层为第 12 胸神经外侧支。

【功能】 健脾胃，化积滞，除湿浊。

【主治】 胸胁痛，胃脘痛，腹胀，翻胃，呕吐，肠鸣。

【针灸方法】 斜刺 0.5～0.8 寸。可灸。

【针灸意外预防】 穴位深层为腹后壁，与肝、肾器官靠近，垂直深刺或向外斜刺过深时，易伤及内部器官。

(74) 胃仓 ＊ (Wèi cāng) BL50 足太阳膀胱经

【出处】《甲乙》：胃仓，在第十二椎下两傍各三寸陷者中。

【取穴】 第 12 胸椎棘突下，督脉旁开 3 寸。

【局部解剖】 背阔肌、髂肋肌。血管分布：肋下动、静脉分支。神经分布：第 12、13 胸神经分支，深层为第 12 胸神经干。

【功能】 理气和胃。

【主治】 胃脘痛，腹胀，水肿，脊背痛，小儿积食。

【针灸方法】 斜刺 0.5～0.8 寸，可灸。

【针灸意外预防】 不可深刺，以免刺伤肾脏。

(75) 三焦俞 * * (Sān jiāo shū) BL22 足太阳膀胱经

【出处】《甲乙》：三焦俞，在第十三椎下两傍，各一寸五分。

【取穴】 俯伏位，第 1 腰椎棘突下，督脉悬枢穴旁开 1.5 寸。

【局部解剖】 腰背筋膜、髂棘肌、髂肋肌。血管分布：第 1 腰动、静脉分支。神经分布：第 10 胸神经分支，深面为第 1 腰神经分支。

【功能】 调三焦，利水道。

【主治】 腹胀，呕吐，腹泻，痢疾，小便不利，水肿，腰脊强痛。

【针灸方法】 直刺 0.8～1 寸。可灸。

【针灸意外文献】《针方六集》：禁灸。

【针灸意外预防】 不可深刺，以免刺伤肾脏。

(76) 肓门 * * (Huāng mén) BL51 足太阳膀胱经

【出处】《甲乙》：肓门在第十三椎下两傍各二寸，叉肋间。

【取穴】 平第 1 腰椎棘突下，督脉悬枢穴旁开 3 寸。

【局部解剖】 背阔肌、下后锯肌、骶嵴肌、腰方肌，深面有肾脏，左侧肓门正对左肾下端，右侧肓门正对右肾中部。血管分布：腰动、静脉。神经分布：第 12 胸神经，第 1 腰神经。

【功能】 行气，活血，通便。

【主治】 胃脘痛，便秘，妇人乳疾。

【针灸方法】 直刺 0.5～1 寸。可灸。

【针灸意外预防】

① 针刺深度：因该穴深面为肾脏，针刺深度直刺以小于 1 寸为宜。否则可穿透腹后壁刺入肾脏。若刺中肾脏，医者针下有阻力增大感觉，病人可出现腰部酸痛或腹痛。若肾实质损伤，可见血尿，肾区血肿和包块。

② 针刺方向：以向内针刺为安全，内侧为骶棘肌，向上斜刺则可透过肋膈隐窝、膈而刺伤肾，向下斜刺偏左可刺伤结肠，偏右仍可刺伤肾脏，应十分小心。

(77) 命门　＊　(Mìng mén)　DU4　督脉

【出处】《甲乙》：一名属累，在第十四椎节下间，督脉气所发。

【取穴】 坐位或俯卧位，于后正中线，第2腰椎棘突下凹陷处。

【局部解剖】 腰背筋膜，棘上、棘间韧带，黄韧带。血管分布：腰动脉分支，棘间皮下静脉丛。神经分布：腰神经分支。

【功能】 培元固本，温阳补肾，疏通经脉，固精止带。

【主治】 腰脊强痛，遗尿，尿频，遗精，阳痿，早泄，白带，癫痫，五劳七伤等。

【针灸方法】 直刺0.5～1寸。可灸。

【针灸意外文献】《玉龙经》：禁针，针则愈甚，宜补不宜泻。

【针灸意外预防】 不可深刺，以免刺伤脊髓。当刺过黄韧带后，医者针下有阻力突然消失的空松感，此时不可再深刺，否则针可透过硬脊膜、蛛网膜进入蛛网膜下腔。若刺及蛛网膜下腔的马尾，可出现下肢强烈的触电感。

(78) 肾俞　＊＊　(Shèn shū)　BL23　足太阳膀胱经

【出处】《灵枢・背腧》：肾俞在十四焦之间，皆挟脊相去三寸所。

【取穴】 俯伏位，第2腰椎棘突下，督脉命门穴旁开1.5寸。

【局部解剖】 腰背筋膜，骶棘肌，髂肋肌之间。血管分布：第2腰动、静脉分支。神经分布：第1腰神经分支，深层为第1腰丛。

【功能】 益肾固精，强腰壮肾。

【主治】 遗精，遗尿，阳痿，尿频，腰骶痛，月经不调，水肿，耳鸣耳聋，虚劳。

【针灸方法】 微向内直刺0.8～1寸。可灸。

【针灸意外文献】

①《灵枢・背腧》：灸之则可，刺之则不可。

②《金鉴》：禁针。

【针灸意外预防】 以直刺或向内脊柱方向刺较为安全，不可向外斜刺，以免刺伤肾脏。

(79) 志室　＊　(Zhì shì)　BL52　足太阳膀胱经

【出处】《甲乙》：志室在第十四椎下两傍各三寸陷者中。

【取穴】 俯伏位，第 2 腰椎棘突下，督脉命门穴旁开 3 寸。

【局部解剖】 背阔肌，髂肋肌。血管分布：第 2 腰动、静脉分支。神经分布：第 12 胸神经及第 1 腰神经分支。

【功能】 健腰补肾，利水化湿。

【主治】 阳痿，遗精，水肿，小便淋沥，腰脊强痛。

【针灸方法】 直刺 0.8～1 寸。可灸。

【针灸意外预防】 不可深刺，最大安全深度为 1.5 寸为宜，以呈 45°向脊柱方向斜刺最为安全。因本穴位于肾区，针刺朝外或外上、外下深刺均可能刺中肾脏，发生针灸意外。

(80) 气海俞 * (Qì hǎi shū) BL24 足太阳膀胱经

【出处】《圣惠》：气海俞，在第十五椎下两傍，同身寸相去各一寸半是穴。

【取穴】 俯卧位，第 3 腰椎棘突下，督脉旁开 3 寸。

【局部解剖】 腰背筋膜，骶棘肌，髂肋肌之间。血管分布：第 2 腰动、静脉分支。神经分布：第 2 腰神经分支，深面为第 1 腰丛。

【功能】 调补气血，强健腰膝。

【主治】 膝痛，痛经，痔瘘。

【针灸方法】 直刺 0.8～1 寸。可灸。

【针灸意外预防】 不可深刺，以免刺伤肾脏。

(81) 长强 ** (Cháng qiáng) DU1 督脉

【出处】《灵枢·经脉》：督脉之别，名曰长强，挟膂上项，散头上，下当肩胛左右，别走太阳入贯膂。

【取穴】 尾骨尖端与肛门连线中点。

【局部解剖】 肛门膈中，肛尾韧带，尾骨肌，提肛肌，直肠后壁。血管分布：肛门动、静脉分支，棘间静脉伍之延续部。神经分布：尾神经及肛门神经。

【功能】 清热利湿，调理下焦。

【主治】 痔疾，脱肛，腹泻，痢疾，便秘，便血，癫狂，痫证，脊强反折，阴部湿痒，腰脊尾骶疼痛。

【针灸方法】 俯卧位或膝胸位，沿尾骨和直肠之间斜刺 0.5～1 寸，针尖与骶骨平行。

【针灸意外预防】 针刺深度及方向，必须十分小心，切不可刺破直肠壁，以防感染。

3.2.4 四肢部容易发生针灸意外的腧穴

一般而言，针灸上、下肢部位的腧穴比选取头面、躯干部位的腧穴发生针灸意外的机会要少得多。但在大血管、神经本干附近的腧穴若针刺过深、提插捻转手法过重、电针刺激强度过大或穴位注射药物不适等因素，皆可造成出血以及神经、肌肉组织的损伤。尤其是应用穴位注射时，要熟悉腧穴的局部解剖结构，选取较大肌群，避免取手肌，避开大神经干、血管，避免在同一穴位连续多次注射，应采取多穴交替注射。应选取刺激性小的药物，严格掌握药物的剂浓度，避免过酸过碱、浓度过高，注射前宜稀释 2～3 倍，每穴不宜超过常用量的 1/4，注射时注意有无回血，以避免针灸意外的发生，留下严重的后遗症。另外，大血管、神经、关节处的腧穴不宜采用瘢痕灸。

(1) 列缺 * (Liè quē) LU7 手太阴肺经

【出处】《灵枢·经脉》：手太阴之别，名曰列缺，起于腕上分间，并太阴之经，直入掌中，散于鱼际。

【取穴】 桡骨茎突上方，腕横纹直上 1.5 寸处，侧掌取穴。简便取穴法：双手虎口交叉，手食指压在另一手腕后的桡骨茎突上，食指尖所及凹陷处取穴。

【局部解剖】 肱桡肌腱与拇长展肌腱之间。血管分布：头静脉，桡动、静脉分支。神经分布：前臂外侧皮神经和桡神经分支。

【功能】 宣肺，疏风，解表，通经，活络。

【主治】 咳嗽，气喘，咽喉痛，头痛，面瘫，项强，哮喘等。

【针灸方法】 直刺或向肘部斜刺 0.2～0.3 寸。可灸。

【针灸意外文献】《琼瑶神书》：不灸。

【针灸意外预防】 穴位注射及大幅度提插、捻转时应注意避免损伤桡神经，以免导致拇指外展上举功能受限，拇、食指皮肤痛、温觉丧失。

(2) 合谷 ** (Hé gǔ) L14 手阳明大肠经

【出处】《灵枢·本输》：大肠上合手阳明，过于合谷，合谷在大指歧骨之间为原。

【取穴】 第1、2掌骨之间，相当于第2掌骨桡侧缘中点。简便取穴法：嘱患者并拢拇、食指，手背部第1、2掌骨间肌肉隆起最高点处。

【局部解剖】 在第1掌骨间背侧肌中，深层为拇内收肌。血管分布手背静脉网，近侧当桡动脉穿向手掌处。神经分布：桡神经浅支，深部为正中神经的掌侧固有神经。

【功能】 通经活络，祛风解表，镇痛安神。

【主治】 感冒，头痛，牙痛，眩晕，目赤肿痛，面瘫，各种痛证，半身不遂，无汗，多汗，咳嗽，经闭，滞产，胃痛，便秘，小儿惊风等症。

【针灸方法】 直刺0.5～0.8寸。可灸。

【针灸意外文献】

①《铜人》：妇人妊娠不可刺之。

②《圣济》：损胎气。

③《千金翼方》：忌灸；慎洗手，凡针手处，皆三日勿洗也。

④《神应经》：孕妇不可针。

⑤《大成》：妊娠不可针，针则宜泻不宜补，补即堕胎。

【针灸意外预防】 由于该穴部位肌肉较小且娇嫩，特别是小儿，若针刺过深，提插、捻转幅度过大，电针电流强度过大或穴位注射药物刺激性过大等，均可损伤该穴区肌肉，发生瘢痕、挛缩病变，造成手部功能障碍，轻者局部红肿、疼痛，1周左右逐渐消失。重者渐渐呈现拇指内收状，外展功能明显障碍，部分病人可合并掌指关节屈曲或关节过伸畸形，亦有人伴食指桡偏畸形。大多数患者可在拇收肌附近摸到条索状硬结，病程久者，大鱼际群可有不同程度萎缩。本穴孕妇禁针。

(3) 神门 * (Shén mén) HT7 手少阴心经

【出处】《甲乙》：神门者，土也，一名兑衡，一名中都。

【取穴】 仰掌，腕横纹上，尺侧腕屈肌腱桡侧凹陷中。

【局部解剖】 尺侧腕屈肌腱与指浅层肌之间，深面为指深屈肌。血管分布：尺动、静脉。神经分布：前臂内侧皮神经、尺神经。

【功能】 宁心,安神,镇惊。

【主治】 心痛,心悸,失眠,怔忡,健忘,多梦,癫狂,痫证,癔病,失音,头痛,眩晕。

【针灸方法】 直刺0.3～0.5寸。可灸。

【针灸意外文献】《新编针灸学》:不灸。

【针灸意外预防】 本穴桡侧为尺神经干,位置较浅,稍向桡侧即可刺中,产生向手尺侧及指端放射触电感。故大幅度提插、捻转或穴位注射时应谨慎,若造成尺神经损伤,日久可出现小鱼际萎缩,小指和无名指运动障碍。

(4) 内关 * (Nèi guān) PC6 手厥阴心包经

【出处】《灵枢・经脉》:手心主之别,名曰内关,去腕二寸,出于两筋之间。

【取穴】 仰掌,腕横纹上2寸,掌长肌腱与桡侧腕屈肌腱。

【局部解剖】 掌长肌腱与桡侧腕屈肌腱之间,有指浅屈肌,指深屈肌。血管分布:前臂中动、静脉,深部为前臂掌侧间动、静脉。神经分布:前臂内侧皮神经,正中神经,前臂掌侧骨间神经。

【功能】 宁心安神,镇静止痛,理气和胃。

【主治】 心痛,心悸,胸痛,胃脘痛,呕吐,腹痛,呃逆,癫狂,痫证,眩晕,中风,头痛,郁证,喉痹等。

【针灸方法】 直刺0.5～1寸。可灸。

【针灸意外文献】《玉龙经》:禁灸。

【针灸意外预防】 进针稍偏向桡侧可刺及正中神经干,产生向手指尖放射的触电感,穴位注射时尤须注意。若正中神经损伤,可影响拇指外展、屈曲和对掌,指端温、触、痛觉消失,桡动脉搏动减弱。

(5) 曲池 * (Qǔ chí) LI11 手阳明大肠经

【出处】《灵枢・本输》:大肠上合手阳明,出于商阳,入于曲池。

【取穴】 半屈肘,以手按胸,肘横纹桡侧端凹陷处,约当尺泽与肱骨外上髁连线之中点。

【局部解剖】 肱桡肌的桡侧,桡侧腕长伸肌起始部。血管分布:桡返动脉分支。神经分布:前臂背侧皮神经,内侧深层为桡神经本干。

【功能】 祛风解表，清热利湿，调和气血。

【主治】 高热，咽喉肿痛，上肢痹痛，头痛，眩晕，偏瘫，齿痛，疟疾，风疹，癫狂，善惊。

【针灸方法】 直刺0.8～1.2寸。可灸。

【针灸意外预防】 若针刺及桡神经干，可产生前臂外侧、手背外侧并向指端放射的强烈触电感，穴位注射时更应注意。如果造成桡神经损伤，可出现垂腕及桡神经支配区痛觉迟钝或丧失，严重损伤者可出现桡侧伸腕长肌以下或伸腕前肌以下完全或不完全麻痹。

(6) 环跳　* *　(Huán tiào)　GB30　足少阳胆经

【出处】《甲乙》：环跳，在髀枢中，侧卧伸下足，屈上足取之。

【取穴】 侧卧，下腿伸直，上腿屈曲，在股骨大转子最高处与骶管裂孔连线的外1/3与内2/3交点处取穴。

【局部解剖】 臀大肌，梨状肌下缘。血管分布：臀下动、静脉。神经分布：股后皮神经，臀下神经，深面为坐骨神经。

【功能】 活血通络。

【主治】 半身不遂，下肢痿痹，腰痛，风疹。

【针灸方法】 直刺2～2.5寸。可灸。

【针灸意外预防】 坐骨神经正当穴位处，刺中该神经，可产生强烈地向大腿、小腿直至足部放射的触电感，针尖偏向内侧，则可刺中股后皮神经，触电样感只放射到大腿后面和大腿上部。针刺切忌大幅度提插、捻转，电针强度不宜过大，以免造成神经损伤。

(7) 阳陵泉　* *　(Yáng líng quán)　GB34　足少阳胆经

【出处】《灵枢·九针十二原》：疾高而外者，取之阳陵泉也。

【取穴】 腓骨小头前下方凹陷中取穴。正坐垂足或仰卧位。

【局部解剖】 腓骨长、短肌中。血管分布：膝下外侧动、静脉。神经分布：腓总神经分为腓浅神经与腓深神经处。

【功能】 行气，利胆，活血，逐痹。

【主治】 半身不遂，下肢痿痹、麻木，膝痛，胁肋痛，口苦，黄疸等。

【针灸方法】

① 直刺1～1.5寸，酸胀感向下扩散；或沿胫骨后缘水平垂直刺入透阴陵泉，可深达3寸，整个膝部酸胀。

② 斜向下后方，刺入1～2寸，有麻电感向足背放射，可灸。

【针灸意外预防】 避免电针强度过大，穴位注射药物刺激，以防损伤神经。若损伤腓神经，可出现垂足，不能伸足、提足扬趾及伸足外翻，行走时足不能举起，呈跨阈步态。

(8) 足三里 * (Zú sān lǐ) ST36 足阳明胃经

【出处】《圣济总录》：足三里，土也，在膝下三寸外廉两筋间，当举足取之。

【取穴】 屈膝或平卧位，犊鼻穴下3寸，距胫骨前嵴外侧一横指凹陷处。

【局部解剖】 胫骨前肌，外侧为趾长伸肌。血管分布：胫骨动、静脉。神经分布：腓肠外侧皮神经、隐神经分支，深层为腓深神经。

【功能】 健脾和胃，扶正培元，调和气血，疏风化湿，通经活络。

【主治】 胃脘痛，呕吐，腹胀，泄泻，便秘，痢疾，头晕，耳鸣，心悸，失眠，健忘，癫狂，中风，水肿，哮喘，虚劳，虚脱，膝胫酸痛，乳痈等。此外，该穴还有防病、强身、保健。

【针灸方法】 直刺0.5～1.5寸。可灸。

【针灸意外预防】 该穴若针刺过深（深度2寸以上），可刺中胫神经。由于针刺不当造成的胫神经损伤，可出现足与足趾不能屈曲，足内收受限，跟腱反射及跖反射消失，行走时以足跟着地，不能以足尖站立。

(9) 箕门 * (Jī mén) SP11 足太阴脾经

【出处】《甲乙》：在鱼腹上越两筋间，动脉应手，阴市内，足太阴脉气所发。

【取穴】 于血海穴上6寸，缝匠肌内侧取穴。

【局部解剖】 缝匠肌内侧缘，深层为内收大肌。血管分布：大隐静脉，深层之外侧为股动、静脉。神经分布：股前皮神经，深部为隐神经。

【功能】 利水通淋。

【主治】 小便不通，五淋，遗尿，腹股沟肿痛等症。

【针灸方法】 直刺0.3～0.5寸。可灸。

【针灸意外文献】

①《素问·刺禁论》：刺阴股，中大脉，出血不止，死。

②《入门》：禁针。

③《循经考穴编》：禁灸。

【针灸意外预防】 不可深刺，以免刺破深部血管，引起出血。

(10) 冲阳 ＊＊ (Chōng yáng) ST42 足阳明胃经

【出处】《甲乙》：胃……过于冲阳，冲阳，足跗上五寸陷者中也，为原，摇足而得之。

【取穴】 足背部，距陷谷穴3寸，当足背动脉搏动处取穴。

【局部解剖】 趾长伸肌腱外侧。血管分布：足背动、静脉及足背静脉网。神经分布：足背内侧皮神经，深部为腓深神经。

【功能】 疏经，调气，活络。

【主治】 胃脘痛，腹胀，纳呆，面肿齿痛，足痿无力，脚背红肿，口眼㖞斜。

【针灸方法】 避开动脉，直刺0.2～0.3寸。可灸。

【针灸意外文献】

①《素问·刺禁论》：刺跗上，中大脉，血出不止，死。

②《指南》：禁针。

③《循经考穴编》：禁灸。

【针灸意外预防】 针刺时应避开血管，不可深刺，以免刺破血管。

4 针灸意外及其防治

外界刺激作用于人体，造成组织或器官在解剖上的破坏和生理上的紊乱，称为损伤。因针灸疗法中的操作不当，不熟悉解剖知识或其他原因对机体所造成的损伤称为针灸意外。

从古到今，历代针灸医家都非常重视针灸意外。许多古代医籍，用大量的篇幅论述了关于针灸意外的发生、处理和预防，对后人的针灸临床工作是极好的借鉴。

为了更好地了解针灸意外的发生原因、处理方法以及预防措施，特将现有资料中的针灸意外加以分析、研究，供同道参考。

4.1 针灸意外的分类

根据针灸给人体带来的不同损伤，机体对损伤所做出的不同反应，可将针灸意外分为以下几类：

4.1.1 反应性损伤

是指在针刺时或针刺以后，由于针刺强度过大或被针刺者精神紧张、情绪不稳定、疲乏饥饿、体质虚弱等诸多因素，引起机体所发生的一系列功能紊乱。反应性损伤主要有最常见的反射性晕厥(其中包括晕针、晕灸、晕罐等)，还有过敏性反应、光针反应等。另有一些不良反应，目前对其发生机理尚未明确，也将其列于该类中。

除此之外，另有一些由于针刺不当，直接或间接促使病情加重或恶化的案例报道。如针刺后发生脑溢血；肺结核病人针刺后不久即死亡；女性患者因它病于经期针刺三阴交等穴后引起子宫大出血；因臂痛取肩井、曲池等穴，肿疡腐烂而死等。

4.1.2 物理性损伤

是指由于针灸的各种刺激手法操作不当，产生的物理刺激作用于机体，导致组织或器官解剖完整性的破坏，进而造成的损伤。物理性损伤是针灸意外中最为常见的一类。在针刺、艾灸、拔罐等各种疗法中，由于目前直接灸法使用较少，由温热刺激所引起的物理性损伤逐渐减少，而直接以拔罐法造成的物理性损伤只有常见的水泡、罐口烫伤等，也并未造成很大损伤。因此，由于针刺不当所致的物理性损伤，是针灸意外中最为常见、后果最为严重的损伤，常因伤及重要脏器而导致死亡。

在针灸意外中，尚有一些其他损伤，往往与针具或其他原因有关，所造成的损伤也接近物理性损伤，如弯针、滞针以及折针等，故附关于物理性损伤之后论述。

4.1.3 化学性损伤

是指在针灸治疗中，由于对穴位注入了某些药物（化学物质），而给机体的某些组织造成的损伤。化学性损伤是在应用穴位注射疗法之后才发生的。根据不同的注射部位，可将该类损伤分为：周围神经损伤、软组织损伤、血管损伤与其他损伤等。引起化学性损伤的原因，主要与所注入药物的理化性质、药液的浓度、剂量大小以及针刺深浅有关。在针灸治疗中，化学性损伤经常出现，尤其是因穴位注射而导致的手部畸形，其数量之多居各类针灸损伤公开报道病例之首。

4.1.4 感染性损伤

感染性损伤亦即针刺所致的继发性感染，是指针刺时通过各种针具将病原微生物，如微生物、寄生虫等，带入了受针者的组织内所造成的损伤。感染性损伤，主要由于针具的消毒不严，将外界致病因素带入受针者的体内而引起感染，其中包括一般性化脓性感染、气性坏疽、病毒性乙型肝炎等。

从以上可以看出，针刺所造成的损伤形形色色，各具特点，既可以单独出现，也可能几种损伤同时发生，从而使损伤所带来的后果纷繁复杂，增添了临床诊断与处理的难度。临证时须详加辨别，以提高对针灸意外的预防和处理水平。

4.2 针灸意外的防治原则

减少针灸意外的发生，主要对策是把好预防关。但一旦出现意外，又须正确诊断处理，以将损伤所致的后果降至最低限度。现将针灸意外的预防和治疗的原则作一简单概括。

4.2.1 预防原则

4.2.1.1 提高医德修养

许多针灸意外的发生，都与医者的疏忽有密切关系。这就要求每一位医务工作者，必须加强工作的责任心，提高医德修养，视病人如亲人，视他病如己病，了解病人的疾苦，同情他人的处境，认真、细致地对待病人，勤勤恳恳，任劳任怨。

4.2.1.2 加强医风训练

在长期的工作实践中，逐步养成严谨的工作作风，认认真真，一丝不苟，克服粗心大意，松懈麻痹的懒惰思想，兢兢业业，时刻牢记《素问·针解》篇中所谆谆教导的"如临深渊，手如握虎，神无营于众物"，保持清醒的头脑。

4.2.1.3 加强理论学习

业务水平的高低，直接影响着针灸的疗效，同时也是针灸意外发生的关键因素，许多针灸意外的案例发生在基层医务人员的临床中，还有部分是游医所致。因此，每位医务人员必须加强理论学习，提高业务水平，才能在临床工作中如鱼得水，运用自如。除加强专业知识水平的提高外，还应掌握较多的现代医学知识，如解剖学、生理学、病理学、药理学等，尤其是解剖学知识。只有掌握整体解剖、穴位局部解剖，才能了解每个穴位所应进针的深度、角度与方向，恰到好处地运用针灸疗法。在熟知正常人体生理解剖知识的基础上，把握病理状态下组织、器官的部位、性质、体积的变化，与正常状态的差异，尽量避免或减少针灸意外的发生。对穴位注射常用的药物，针灸工作者应掌握其药理特性、常用剂量，防止化学性损伤的出现。

4.2.1.4 谨守操作规则

针灸者应严格遵守操作规则。针刺前做好充分准备，仔细检查针具是否符合要求，有无针尖弯曲带钩或针体锈蚀，药物穴位注射时则应检查药液有否变质、沉淀等；针刺过程中，集中精力，双手配合，动作轻柔，细心体会，发现问题，及时处理；避免盲目进针、反复捻捣、强力拔针等。于胸背部、眼区周围、颈项部等重要脏器、组织所在的部位，更需小心从事，决不能掉以轻心；出针时，仔细查对针具数量是否与刺入时一致，检查针刺部位是否有出血、疼痛等异常情况发生。条件许可的情况下，让病人尽量来取卧位，尤其是有晕针史者。在整个针刺过程中，医者要严密观察病人的神色表情，一旦发现异常情况，便应及时处理。针刺结束后，令病人稍事休息，待气血调和之后方可离开。

患者在针刺前应尽量选取适宜而耐久的体位，针灸过程中不随意改变体位，如有不适，及时向医者反映，不得自行捻针或出针，对不合作的患者或小儿，尽量少针刺，或不留针。

4.2.1.5 严格常规消毒

针灸的消毒，包括针具、针灸部位的皮肤和医者的双手。

针具消毒目前多采用高压蒸汽消毒，绝大多数病原微生物能被杀灭。由于目前流行的某些病毒性疾病，对针具消毒的要求更加苛刻。故必须一人一针，用后消毒，不能不经消毒反复使用。

患者皮肤的消毒也应十分重视，如许多医者用手指持一个酒精棉球消毒多个穴位，或某些地区的隔衣针刺，既无法消毒皮肤，易引起感染，而且影响正确取穴和把握针刺深度与方向，造成组织或器官的意外发生。

医者手指的消毒应当加以重视，先用肥皂水清洗，然后再用酒精棉球擦拭，尽量避免手指接触针身，如使用较长的针具，则以左手持消毒干棉球，夹持针体，固定于穴位上，辅助右手进针。

4.2.1.6 配合心理疗法

心理治疗在预防针灸意外的发生中起着重要的作用。尤为重要的是在反应性损伤中，晕针的发生与心理状态有着极为重要的内在联系，心理、情绪的稳定与否，直接影响着针灸疗效。而针灸疗效的出现，又会导致精神、心理、情绪以及行为的变化。因此，加强心理治疗，对预防针灸意外的发生，有着重要的临床价值。

4.2.2 处理原则

4.2.2.1 迅速作出判断

针灸意外一旦发生，必须争取在最短的时间内，作出正确的诊断，确定损伤的部位、性质、严重程度，以利于采取抢救措施。要注意全面、细致地分析针刺的穴位、方向、深度、采取的何种手法，是否使用其他的针灸方法，患者的临床病征如何。大多数针灸意外要求病人少活动甚或绝对卧床休息，因此要尽量少搬动病人，仅做必要的辅助检查，以防病情加重。若诊断遇到困难，为了迅速确诊，挽救病人的生命，则必须采取紧急方案，特别是遇到较严重的针灸意外，要争分夺秒，曾有因误诊而延误抢救最终导致死亡的多篇报道，我们应当引以为戒。

4.2.2.2 保持沉着冷静

在遇到针灸意外时，作为医务人员必须沉着冷静，在病人面前保持镇定，既能有条不紊地处理意外，又能给病人以安慰，使病人能与医者配合，迅速而果断地处理好意外情况。但如若医者惊慌失措，或大声喊叫，则影响病人的情绪，使之精神紧张，体位改变，而使意外情况加重，造成不必要的损失，甚至危及生命。

4.2.2.3 积极采取措施

针灸意外的出现距离针灸治疗的时间长短不一。大多数于针灸过程中或针灸治疗后随即发生，这部分病人需要立即采取抢救措施；另有一部分发生于针灸治疗后的数小时、数十小时乃至几日之不等，对于该类病人一旦发现苗头，应立刻收留住院，或在家中细心观察病情变化，随时准备进行抢救。

遇有针灸意外，首先进行就地抢救，一般轻者即能恢复，如遇重症患者，在接受初步处理之后，立即进行其他治疗，如手术等。如本科室或本单位解决不了的，则应转科或转院，以免贻误抢救时机。

总之，在针灸治疗过程中，尽量避免针灸意外的发生，一旦出现意外，则应积极采取措施进行抢救，尽可能减轻损伤对机体造成危害的程度。

4.3 针灸意外及其防治方法

从古至今，针刺所造成的损伤有些较轻，给机体尚未造成很大的痛苦。但有时极重，导致病人终身残疾，甚至会危及生命。据初步统计，自建国以来，国内关于针刺意外的报道已近千例。在国外针刺意外似乎具有更为严重的意义。在日本、欧美等国家已有大量的文章报道了针灸引起的意外案例，这就不得不让人正视现实。

由此可以看到，正确运用针刺疗法，避免针刺意外的发生，是每位从事针灸工作的医者必须高度重视的问题。

4.3.1 反应性损伤

反应性损伤，是指针灸时或针灸后机体所发生的一系列功能紊乱，可由于针灸强度过大或受针者情绪不稳定、疲乏、体质虚弱等诸多因素引起。其中最常见的是晕针反应。晕针反应虽然临床屡见不鲜，但大量病例仍未见于杂志，可能因为临床常见，以致人们仅限于对其作对症处理，而疏于病案报道。近些年来，针灸致敏现象也有报道，还有部分属于癔病样反应。另外还有一些循经不良反应的发生，其发生机理目前众说纷纭，尚未有一个明确的解释。目前随着科技的进步，产生了许多新型疗法，同时也带来了一些新的异常反应。

4.3.1.1 晕针反应

晕针是最常见的针灸异常情况之一。晕针就是在针刺过程中病人发生头昏、恶心、面色苍白，甚则肢冷汗出、意识淡漠等症状的现象。现代医学认为，晕针多为“晕厥”现象，属于反射性晕厥中常见的一类——血管抑制性晕厥。由于针灸的刺激使迷走神经兴奋，导致周围血管扩张，心率减慢，血压下降，而引起脑部一时性供血不足或缺血反应。多数较轻，但亦有少数重症者。

晕针与休克不能混为一谈。休克是人体对有效循环血量减少的反应，是急性周围循环衰竭，其血压下降较晕针明显而持久（且早期意识仍清楚），若抢救不及时，会引起重要脏器的功能衰竭，而导致死亡。而晕针本身不会给机体带来器质性损害，且晕针初期如能及时采取措施一般可避免严重晕针的发生。在处理过程中，要防止病人摔倒而导致其他伤害。

晕针是可以避免的，医者应注意预防，减少晕针的发生。除晕针外，还有晕灸、晕罐等，因其发生原因、诊断以及处理方法、预防等与晕针基本相同，本篇一并论述。

【发生原因】 晕针发生的原因是多方面的，主要有以下几种：

（1）体质因素　　体质因素是晕针最常见的原因之一。由于患者体质虚弱，恐惧，精神过于紧张，而极易发生晕针。《灵枢・大惑论》说：“故邪中于项，因逢其身之虚，其入深，则随眼系以入于脑，入于脑则脑转，脑转则引目系急，目系急则目眩以转矣。……目者五脏六腑之精也，营卫魂魄之所常营也，神气之所生也。故神劳则魂魄散，志意乱……”“心有所喜，神有所恶，卒然相惑，则精神乱，视误故惑，神移乃复”。有些病人属于过敏性体质，血管神经功能不稳定（有晕厥史或肌肉注射后的类似晕针史），亦很容易诱发晕针。如案例(1)即为精神紧张所致。

若在饥饿、疲劳、大汗出、大泻、大出血后，伤阴或伤阳，病人正气明显不支，也易发生晕针。《灵枢·终始》言：“新内勿刺，新刺勿内；已醉勿刺，已刺勿醉；新怒勿刺，已刺勿怒；新劳勿刺，已刺勿劳；已饱勿刺，已刺勿饱；已饥勿刺，已刺勿饥。已渴勿刺，已刺勿渴……因而刺之……是谓失气也。”如案例(2)中所述，既有情志因素，更因未食早餐而致晕针的发生。

中医学认为，人的心理、情绪活动与人体五脏生理功能是相互关联、相互制约的。《素问·宣明五气篇》曰：“五脏所藏，心藏神，肺藏魄，肝藏魂，脾藏意，肾藏志。”《素问·举痛论》则认为：“……喜则气和志达，营悲则心系急……惊则心无所倚，神无所归，虑无所定，故气乱矣。”古人尤其重视“心”这一器官，与现代医学的神经系统有密切关系。

晕针在针刺过程中时有发生，而且大多发生在初次接受针刺治疗的患者中。主要与精神紧张、体质虚弱、饥饿、疲劳、体位不适以及医者在针刺时手法过重有关。

(2) 体位因素　坐位（正坐位、仰靠坐位、俯伏坐位、侧伏坐位）很易发生晕针，尤其是正坐位时。而卧位较少发生晕针。曾有一女性于卧位时发生晕针，可能与其长期卧床病久体弱有关。

(3) 刺激因素

① 刺激量过大：医者针刺时手法过重，即刺激量过强亦易导致晕针发生。刺激量的大小，因人而宜，差异很大。到目前为止，尚缺乏衡量刺激强度的客观标准，不同病人的敏感性、耐受力各不相同，因此很难予以比较，只能根据病人的反应而定。常见的如：在反应点如压痛点施术或采用特殊手法（烧山火或透天凉等）为获得较好的针感，或欲使经气感传时，刺激量过重等。

② 穴位的特异性：临床发现有些穴位（多位于四肢末端或头面部）的针感

容易产生，如外关、合谷、曲池、手三里、风池、中渚、阳陵泉、人迎等穴针感产生较快，且感应强，故易产生晕针，无论单独取一穴或数穴同时针刺时，都具极大的可能性。

针刺肩端及肩胛部位的穴位如肩井、肩外俞、天宗、肩髃、曲垣等也易出现晕针现象。《内经》谓："鬲肓之上，中有父母。"父母乃指心肺二脏，当心肺功能旺盛时，气血循行才正常，而强烈刺激肩胛部的穴位，很容易导致气血逆乱，脑窍失养而发生晕针。

③ 发生时间：晕针可发生在施行刺激手法的当时，亦可以在留针期间。或在出针前行针时，可能留针时间过长，经气随针而泻，元气虚脱而发生晕针。亦有发生在出针以后，甚至若干小时之后，这与病人的精神紧张有密切关系。

④ 刺激种类：除体刺外，拔罐、艾灸、三棱针、激光疗法、耳针疗法等亦可引起晕针。如《灵枢·经水篇》谓："……其少攻，大小，肥瘦，以心撩之，命曰法天之常，灸之亦然。灸而过此者，得恶火则骨枯脉涩，刺而过此者则脱气。"这里指出以温灸针刺则过度会发生意外情况。

耳针时发生晕针与其强烈刺激有关。有报道曾有一病人，于右耳"肩""肩关节""肾上腺""神门"四穴埋针时发生晕针，后仅拔除"肾上腺"一针，便立即头脑清快、顿无晕针感觉。该患者在针刺之前，以"耳穴探测器"寻找敏感点，触及右耳"肩关节"穴时病人即刻感到右肩有酸胀感觉，且有"晕针"的反应。

⑤ 刺激次数：初诊病人容易发生晕针，这与其精神紧张有关。随着针刺次数的增加，人体对针刺的适应性和耐受力会逐渐增长，而不一定再晕针。但有些病人多次发生晕针。另有一些病人，虽初次针灸时未出现晕针，但后来却发生晕针，这又应考虑上述各种原因的可能。

（4）环境因素　　环境因素与气候因素也可促成晕针发生。如诊室空气污浊呼吸不畅，声音嘈杂使人心烦意乱，或炎热季节暑热伤津耗气，汗出体乏，阴阳气血失和或气压偏低等因素，均易造成晕针的发生。

（5）其他因素　　除上述因素之外，临床上还发现晕针与年龄，性别、外伤、月经期、取穴过多等因素有关。从临床上观察到，晕针一症多发生在青壮年，可能与其针感反应灵敏、强度相应增强有关。有人统计，女性晕针与男性之比约为1.9∶1，除女性本身对针感反应的敏感外，还与其有月经、胎产、哺乳等特有的生理功能有关，这可能因女性以血为本，上述功能均以血为用，使血大量耗损所致。

【临床诊断】

(1) 轻度晕针　头部各种不适感，上腹部及全身不适，头晕眼花，耳鸣，心慌气短，面色苍白，出冷汗，打呵欠，胸闷泛恶，精神萎倦，肢体发软发凉，摇晃，站立不稳，或伴短暂的意识丧失，脉象沉细等。

(2) 重度晕针　突然意识丧失，昏仆在地，四肢厥冷，大汗淋漓，面色灰白，唇甲青紫，双目上视，二便失禁，脉微细欲绝。

(3) 晕针恢复以后，可有显著疲乏，恶心，头部不适，或嗜睡，继续出汗，面色苍白等。轻度时间较短暂，重度则可长达半小时左右。

大多数晕针发生在针灸过程中，但有少数病人在出针后数分钟或更长时间后发生。

(4) 针灸临床晕针者居多，晕灸者较少，拔火罐而晕者更为少见。曾有报道11例晕罐者均为痹证病人，经针灸后加拔火罐。晕罐发生时间均在拔吸后10分钟左右。拔罐部位多为躯干部或近大动脉处。拔罐体位均为卧位针刺后，改成坐位拔罐者患者于留罐过程中，突然出现面色苍白，出冷汗，头晕目眩，心慌胸闷，泛恶欲吐。继则肢端发凉，脉象沉细，甚则昏厥倒仆于地。个别患者尚伴四肢微颤的轻度痉挛症状。

【处理方法】

(1) 立即停止针刺或其他治疗手段，并将已刺之针或已拔之罐迅速全部起出。

(2) 将患者扶至空气流通之处，平卧，抬高双腿，头位稍低，松开衣带，注意保暖。

(3) 轻者静卧片刻，或给予温开水或热茶饮后，即可恢复。

(4) 重者在上述处理的基础上，可针刺人中、素髎、内关、涌泉、足三里等穴，并可温灸百会、气海、关元等，尤其是百会穴，对晕针有较好的疗效，可用艾条于百会穴上悬灸，至知觉恢复，症状消退。

(5) 以上处理后，仍不省人事，呼吸细微，脉细弱者，可考虑配合其他治疗，如人工呼吸，静脉注射50%葡萄糖10毫升或加维生素C或采取其他急救措施。

【预防措施】

(1) 应该注意病人的体质、神志以及对针刺反应的耐受性。

(2) 对于初次接受针刺治疗精神紧张者,应先做好解释工作,消除顾虑。如《灵枢·终始》说:“大惊大恐,必定其气乃刺之。”

(3) 选择舒适持久的体位,最好采用卧位。

(4) 治疗前应询问病史和过去史。曾有报道一例心动过缓病人,术前就忽略对过去史的了解,针刺后很快出现晕针,心率每分50次。

(5) 取穴不宜太多,手法不宜过重。

(6) 对于饥饿、疲劳、大渴者,应令进食、休息,饮水后再予以针刺。

(7) 医者在针刺治疗过程中,要精神专一,随时注意观察病人的神色,询问病人的感觉,一旦出现面色苍白、神呆、胸闷、泛恶等晕针先兆,应及早采取措施,防患于未然。

(8) 治疗中,对不一定需要留针的病人,一般采取不留针法较为安全。

【病案举例】

(1) 李某,男,45岁,1995年10月21日就诊。患者体格健壮,因患面瘫而来我科治疗。自述曾针灸过1次,因紧张而晕针。此次虽有强烈要求,但我们非常重视,令其仰卧,面部取穴少而精,手法轻微,且密切观察,针后4～5分钟,见病人面色苍白,出冷汗,即刻出针,掐按人中、内关等,逐渐清醒。追问病人,乃为过度紧张所致。

讨论:一般病人在首次针刺时发生晕针,而以后再针往往较少发生,但本例患者精神高度紧张,以致于本次针刺又发生晕针现象,因此医务人员要特别注意精神过度紧张者。

(2) 林某,女,60岁,1983年5月3日初诊。诉与邻居争吵后而致胃脘胀作痛,嗳气吞酸,痛连两胁,纳差,失眠,二便失调,诊断为胃脘痛(肝气犯胃型),即予针刺双侧太冲、足三里、内关、中脘、阳陵泉,以疏肝和胃、理气止痛,泻法,留针30分钟。进针得气之后即感胃痛明显减轻,嗳气停作,但在留针过程中患者精神不振,长声叹气,随即突然面色苍白,出冷汗,头晕目眩,恶心欲吐,四肢厥冷。立即出针,令患者平卧休息,从陪人处了解到病人未食早餐即来针灸，即予以静脉注射葡萄糖，约半小时后症状消失。

讨论：病人系情志郁怒而引发胃脘痛，且未食早餐，此时针刺，则容易发生晕针。而在针刺之前未详细询问病史以致晕针发生。

4.3.1.2　过敏反应

针灸疗法对过敏性疾病有良好的治疗作用。但近些年来在临床上，不断出现运用艾灸或穴位注射等疗法，导致机体产生不同程度的过敏反应，案例虽少，但表现各异，轻重不同。

【发生原因】　电针引起的过敏反应罕见，艾灸致敏的报道少见。

（1）体质因素　　针灸疗法引起过敏反应者，多有过敏史，所以与患者的过敏体质有关。因艾灸、穴位注射及电针等疗法对绝大多数患者并未引起过敏，故可能由于该类患者机体免疫反应性异常。

（2）药物因素　　因穴位注射引起的过敏反应，当与药液中的致敏原有关，其中也包括部分中药制剂。艾灸疗法引起过敏，可能因于艾叶中的某些物质可以致敏。

（3）其他因素　　另有一些过敏现象并非以上原因所致，尚未完全明确，有待进一步探讨。

【临床诊断】　针灸致敏常为过敏性皮疹。穴位注射所致者因其药物直接注入体内，出现反应较早；艾灸所致者，致敏原吸收入血较慢，症状出现略晚。

表现为局限性或全身性风团性丘疹，伴发热、痛痒难忍，或有胸闷，呼吸困难等呼吸道过敏反应，严重者可出现面色苍白，大汗淋漓，四肢厥冷，脉微细等。

【处理方法】

（1）立即停止致敏的疗法，应用抗过敏、维生素类等药物，多饮水。

（2）伴有发热等症状时，可口服激素、中药汤剂等。

（3）若反应严重，则应立即肌注肾上腺素或激素等急救。

（4）治疗得当，一般可于较短时间至几日后皮疹消退。

【预防措施】

（1）了解病史　　针灸治疗前，应详细询问病史，了解既往史、过敏史，对有过敏史者慎用穴位注射或艾灸等疗法。

(2) 作过敏试验　　某些药物易引起过敏反应，穴位注射前应按常规进行皮试，阴性者方可进行穴位注射。

(3) 在穴位注射或艾灸等治疗过程中，应注意观察病人的变化，发现过敏反应时，立即停止穴注或艾灸。

【病案举例】

(1) 王某，女，26岁，1963年7月2日初诊。患者妊娠7个月，经某产科检查：胎心良心，臀位。嘱回家每日早晚取膝胸卧位30分钟。

当晚患者自用艾卷灸至阴穴15分钟，1小时后觉胸、背瘙痒，次日清晨眼睑、口唇及面部浮肿且痒，胸、背、腰、四肢等部出现风团样丘疹、瘙痒，予中药3剂，每日1剂，水煎服。考虑上述症状与艾灸有关，故嘱其暂停艾灸。

经服用中药诸症消失。后病人又自行艾灸至阴穴，再次发生上述症状，伴有胸闷、气短、呼吸困难。既往无任何过敏史。又经中药治疗，症状消失。

讨论：本例患者前后两次应用艾灸疗法，均发生荨麻疹反应，且在发生反应前未服任何容易引起过敏反应的食物或药物，两次发作的症状表现又十分相似，故认为艾灸为致敏源。

(2) 崔某，44岁，1977年8月7日就诊。患者因腰部酸胀疼痛，活动受限3个月，前来进行治疗。

查体：腰椎生理曲度正常，4、5腰椎旁压痛，仰卧活动受限。取大肠俞、关元俞、次髎、委中、昆仑，针后腰部腧穴通电，3分钟后见患者背腰部、四肢等处皮肤突然发生大小不等，形态各异的风团，痛痒难忍，当即断电20分钟后自行消退。

讨论：患者以往多次针灸，均无类似现象，本次初用电针即发生过敏，则可能与电刺激有密切关系。

4.3.1.3　光针反应

激光是一种新型光源，它具有单色性好，相干性强，方向性优，以及能量密度高等特点，激光穴位照射是在中医针灸疗法基础上，利用激光灯照射穴位以治疗疾病的方法，又称“激光针”“光针”。低功率激光被誉为“光纤维素”和“生物过程的催化剂”，自70年代在临床上应用以来，已被证实其卓越的疗效和广阔的前景。最初人们以为光针照射治疗无病、无菌，快速，无损害，患者没有任何痛苦，年老体弱和有恐惧心理的儿童尤为适合。但在这一疗法普及以后，也发生了一些不良反应，包括局部的与全身的。因此应引起注意。这些案例提示我们，在激光治疗过程中，医生要注意观察病人反应，特别是对老、弱患者，坐位照射者，更应密切观察，以防意外事故发生。

【发生原因】 截至目前，光针反应的原因尚未明了。从发生的病案分析，可能与以下几个方面有关。

(1) 穴位因素　光针反应常发生于面部、鼻部、颈项部及眼部等头面部的照射时。

(2) 功率与时间因素　照射功率在 5 mW 以上发生反应者为多，总照射时间超过 10 分钟，较易发生。

【临床诊断】 光针反应多于照射后即刻发生，少数于数小时后出现。首先感觉头昏、头胀、眼花、眼黑，随即出现口干、眼干、鼻内发痒、面部、口唇麻木，出冷汗，恶心欲吐，心悸、胸闷，面色苍白，口唇紫绀等一系列晕针样反应。轻者休息 10 余分钟即可恢复，重者可持续半小时，甚至更长时间。

【处理方法】

(1) 轻者一般不必处理，停止照射，稍事休息，很快即能恢复。

(2) 重者停止照射，平卧休息，同时参照晕针处理法。

【预防措施】 因发生原因未明确，暂只能从以下几个方面进行预防：

(1) 有条件的尽量采取卧位。

(2) 在情况允许之下，采用低功率输出，尤其是照射头面部时。

(3) 每次照射时间要短，并注意观察病人表情变化，如有先兆症状，立即停止照射。

【病案举例】

(1) 王某，女，20 岁，1990 年 4 月 24 日就诊。诊断为急性鼻炎。无过敏史。用 HN－2 型氦—氖激光针灸仪治疗。

取坐位，激光束正对鼻孔，光点直径：2 mm，功率：5 mW。上午 9 时首次接受激光治疗，5 分钟后感到恶心欲呕、胸闷、心慌，因求治心切，未告知医生。10 分时见其面色苍白，头颈软弱无力，身体自动下滑，立即关机停照。并速将其平卧，询问病人时不予回答，脉细缓而弱，心率 45 次/分，呼吸尚可。立即予双内关穴位按摩，5 分钟后神志清醒，但颜面仍苍白，口唇青紫，精神萎靡不振。予以静注 50%葡萄糖液 60 毫升、维生素 C 1 g，症状逐渐缓解。20 分钟后完全复常。

讨论：本例患者非空腹就医，但发生的反应较为严重，其原因有待进一步明确。

（2）柳某，女，48 岁。患者因患带状疱疹于 1988 年 9 月 25 日进行激光照射治疗。

坐位，用 JG－1 型氦—氖激光治疗机，输出功率：25 mW，散焦照射皮损部位，距高 1 m 左右。每处皮损部位各照射 5 分钟。

次日照射后的疱疹颜色已变紫暗，少数疱疹已干涸，继续治疗方法同前。照射近 10 分钟时，病人出现心慌、胸闷、头晕、眼花、恶心欲吐等症状。立刻停照，让病人平卧，头低足高位。见面色苍白，心率 44 次/分，心音低钝，血压 10/3 kPa，脉沉细微。予以饮少许温开水，10 分钟后诸症消失，血压恢复至 16/8 kPa。

第 3 日、4 日激光治疗时取卧位，未出现反应。第 5 日治疗同前，当照射 10 分钟时，病人又出现上述现象。处理与前次相同。以后几天的照射时均取侧卧位，未出现任何反应。经 15 天照射，疱疹大部分干涸结痂，疼痛基本消失。

讨论：本例患者反复出现此类现象，机理尚未明确。

4.3.1.4　经络不良反应

这里所谓之经络不良反应，是指在针刺作用下，在循经感传中或气至病所之后所出现的一些损伤。随着出现的病例逐渐增多，人们对这些损伤也愈加重视。

【损伤原因】　就目前的认识水平来分析，发生经络不良反应的原因尚未明确，只能从现有的资料作如下分析。

（1）体质因素　　体质虚弱或属过敏体质，对针感的传导特别敏感者，亦易发生经络不良反应。

（2）刺激因素　　某些患者因针感不强而加重刺激量，或应用激发感传手法或气至病所时，较易出现不良反应。

(3) 年龄因素　不同年龄均有发生，但有资料记载，经络不良反应多见于儿童。

(4) 疾病因素　在某些患者身上，针刺出现循经感传气至病所时，常可诱发或加重原有疾病。例(1)则属于《灵枢·邪气脏腑病形》篇中“补泻反，则病益笃”的情形。不考虑疾病的性质，采取同一手法，也易引发“疾浅针深，内伤良肉”的不良反应。如例(2)。笔者曾遇一例病人，因失眠针刺郄门穴，当针感向上传导至心前区时，病人突然感觉胸闷、心慌、恶心、出冷汗，遂即出针，休息片刻而恢复。

(5) 季节因素　如《难经·七十难》所述：“春季者，阳气在上，人气亦在上，故当浅取之……”，四季不同的时间针刺的深浅也有区别，如若不加分析，随意针刺，则可能出现异常情况。

【临床诊断】

(1) 功能性障碍　针刺后出现病变局部或循经的疼痛、麻木，抽搐、肿痛，随着针感的传导，所到之处均可出现不同的反应，还可伴有内脏的功能失调，传至胸部，可出现呼吸困难、胸闷、胸痛、心慌、精神紧张等；传至胃部，可感恶心呕吐、胃部不适，传至肾区，腰部抽痛；传至腹部，腹胀，肠鸣辘辘等。

另外，还有循经感传经过手术切口或瘢痕组织处，可使伤口疼痛加重，或发痒难忍等。

(2) 器质性改变　多表现为循经感传区域的病理性改变。或为针灸后沿经脉走向起皮疹，可呈湿疹样皮疹、扁平苔藓样皮疹、带状疱疹等；或为循经出现出血带；或为循经皮丘带等。曾有报道带状疱疹已发现数例，如一患者因手臂痛而针天宗穴后上肢沿小肠经出现疱疹。

【处理方法】

(1) 立即停止针刺，功能性损伤多能自行消退，若表现较重，则给予适当的治疗，如局部循按、推拿、热敷等。

(2) 器质性改变者，根据中医临床辨证，给予恰当的治疗，如调整补泻手法、另取它穴等。还可采用耳穴、头针、眼针等针刺治疗，或予以综合治疗。

【预防措施】　由于目前尚未弄清发生经络不良反应的原因，因而还无行之有效的预防措施，仅可从以下几个方面作一初步探讨。

（1）对于过敏体质者，针刺时尽量以局部针感为好。

（2）在采取循经感传时，要适当地、逐步地进行，不可操之过急，以免刺激过强，诱发不良反应的产生。

（3）对老年人或儿童应慎用循经感传手法。

（4）针刺手法的选取，还应考虑病情、季节、体质等诸多方面，以减少不良反应的出现。对以往曾有经络反应史者，对激发感传等手法更应少用。

【病案举例】

（1）吴某，女，61岁，1991年1月20日初诊。左肩酸痛1月余，局部恶风怕冷，逐渐加重，夜间为甚。检查见左肩关节活动正常，无项强、指麻等征，诊断为肩周炎，穴取左肩髃、臑俞、曲池等穴，泻法。因得气感不强而加重刺激，随即感肩部疼痛加重，10分钟后因疼痛难忍而出针。于局部上、下循按，但疼痛不减。次日复诊，左肩疼痛剧烈，不能上举，遂取左外关、阳陵泉，以阳中隐阴，先补后泻的方法疏通气机，针后即感左肩疼痛明显减轻，隔日再针1次，并逐步加用肩部穴位，均用先补后泻法，症状渐消，共针10次而愈。

讨论：本例患者年过花甲，肝肾已亏，受感风寒，单用泻法并加重刺激，使正气更虚而邪气阻滞更甚，疼痛加重。后用阳中隐阴，先补后泻方法疏通气机，使气血调而邪气去。

来源：史国屏，等.针刺引起意外情况3例分析.针灸临床杂志，1994，10（5）：38

（2）陆某，男，52岁，1988年3月28日初诊。患者因左侧口眼㖞斜，前来针灸治疗，穴取左风池、地仓、曲池、内庭等，留针20分钟，其中曲池穴针刺1.2寸，针后即感左肘关节胀痛，并伴前臂酸胀乏力，无功能障碍及手指麻木，随即予以上下循按，不适感稍减轻，其后每次门诊，不再针刺该穴，同时局部配合循按推拿，半个月后时关节酸痛逐渐消除。

讨论：本例患者形体偏瘦，春季针刺，又属阳证故不宜深刺。

来源：史国屏，等.针刺引起意外情况三例分析.针灸临床杂志，1994，10（5）：38

（3）陈某，男，51岁，1982年6月8日初诊。诉左侧肩关节酸胀疼痛5月余，取左肩髃、曲池、外关、合谷穴。针肩髃穴进针1寸时，感强触电样烧灼痛，停止施术，温针灸2壮。

次日复诊：述针后左上肢烧灼痛持续1小时左右，从肩关节至曲池穴处表皮可见一条鲜红细丝，口服去痛片后，痛止而又出现疱疹。疹为半透明、内有淡黄水液。刺破消毒，3天后结痂脱落。诊断：带状疱疹。

讨论：本例可能由于毫针刺激太大，病人出现强烈反应，在经脉循行路线上出现皮疹。

4.3.1.5 其他反应

针灸疗法：还可引起其他一些不良反应，有些极为少见，而且不易用现有的医学理论来解释。现举例如下。

(1) 针刺引起月经周期紊乱　　现代医学研究，月经周期与内分泌系统、神经系统的功能有密切关系，各种刺激(体内、体外)均能影响子宫的正常功能，导致子宫气血失调，引起月经紊乱。明·薛立斋曰："心脾平和则经候如常，七情内伤、六淫外侵、饮食失节、起居失宜、脾胃虚损、心火妄动则月经不调矣。"因此，妇女遇经期应停针3～5天，若为调理月经，则可于经期针刺。另如遇某些急性病症而恰逢经期，为了急救也可针灸治疗。

因针刺而导致的月经紊乱，可针灸关元、气海、三阴交、足三里等再加调经穴处理。如月经推后或月经量少、闭经者，需加血海、天枢、归来穴；先后无定期，加肾俞、交信、血海穴，痛经加地机、次髎。一般1周之内即可纠正。

【病案举例】

① 张某，女，26岁，1986年4月16日初诊。因感心悸胸闷，头晕乏力，失眠多梦而要求针灸治疗。患者形体消瘦，面色苍白，纳少，二便正常，苔薄白，脉细无力。月经周期30天，就诊时为月经全周期第10天。经前多腰酸，经后则常感少腹空坠，头晕。取穴：内关、神门、足三里、三阴交，捻转补法，得气后留针10分钟。1周后头晕乏力稍减，心悸胸闷同前，睡眠略有改善。但于针后当晚即感腹部不适，阴道流血，似正常月经，量少色淡。以往每次针灸后，均于当晚发生上述现象，停针即愈，并且影响月经周期。

讨论：本患者每次针灸即出现经血下行，与所取穴位和月经周期无关，可能由于针刺引起神经系统、内分泌功能失调所致。

② 张某，女，37岁，1998年6月10日初诊。患者因胃部疼痛等5年余，诊

为胃溃疡，予以针灸治疗。取穴：中脘、胃俞、脾俞、内关、足三里、三阴交、太白。经2周治疗，胃痛等症状减轻，值经期停针3天后复诊，述月经量偏少，色淡，给予针刺同前。10分钟后病人突感少腹绞痛难忍而出针。见患者痛苦异常，额部有冷汗出。遂即大量血液由阴道流出，色暗红，伴有血块。之后疼痛渐缓，稍事休息，疼痛减轻。1周后复诊，情况良好。

讨论：本案例针刺三阴交等穴，并非因调经而刺。但因针灸刺激可对正常月经产生一些不良的影响(如促使盆腔充血，增强子宫收缩等)，尤其是三阴交等穴具有活血化瘀作用，可能由此导致月经紊乱。

(2) 针刺引起流产　古典医籍《神应经》谓之“孕妇不可针”。临床上有少数穴位可用于治疗滞产、经闭。如《针灸大成》即有“泻三阴交，补合谷，其胎应针而落”的记述。

因为穴位具有双向的调整作用，即使在针刺时对妊娠子宫有些影响，也不至于引起流产，很快又会恢复正常。孕妇也有个体差异，有些孕妇素体虚弱，胎元不固，经不起任何刺激，即使稍稍用力也可能引起流产。

【病案举例】

吉某，女，23岁，1967年8月13日因患感冒于卫生所治疗。针合谷、风池、大椎，症状立即减轻，当日下午自觉少腹堕痛，阴道出血，并排出一二月胎儿。

本例患者曾产1男婴，无流产、早产史，针刺前后亦无外伤，重体力劳动、服药等诱因。

讨论：合谷乃手阳明大肠经的原穴，阳明为多气多血之经，合谷穴具有活血通经的作用，现代实验研究证实合谷穴有良好的调整中枢神经系统、调整免疫系统的功能，针刺合谷穴能起到调节子宫平滑肌的作用，对孕妇的腹痛包括宫缩痛及子宫平滑肌痉挛能起到缓解作用，对正常的子宫平滑肌则不会引起不良反应。

来源：蒋作贤.针刺异常100例分析.陕西中医学院学报，1988，11(1)：26

(3) 诱发脑出血　大脑因有颅骨作保护，在成年人针刺很难直接刺伤。但小儿于囟门未闭时，则有可能受到刺伤。下述案例缘于一成年人，故应视为一种针刺所致的间接性损伤而引起的脑出血。

【病案举例】

某男,59岁。患高血压15年,10年前曾患急性脑卒中,治疗后左侧偏瘫基本恢复。40余天前又突发脑梗塞。住院治疗24天,病情稳定后出院。

出院后行针灸治疗,第1、2次针后感觉良好。第3次在针刺太阳、百会、风池等穴过程中,患者感到头晕、出冷汗。拔针后随即出现呕吐,半小时左右进入昏迷,尿失禁,3小时后急诊收入院。

体检:体温39℃,血压14.3/9 kPa,脉搏92次/分,深昏迷,陈—施呼吸,心律不齐。左瞳孔直径3 mm,右瞳孔直径1.5 mm,双巴氏征(+)。急诊腰穿为均匀血性脑脊液。

立即施行脑内血肿简易穿刺引流术。放出鲜红血液25毫升,并置硅胶管一根,继续引流,5小时后又引出血性液体10毫升。术后第2天又引流出少量血性液体,经气管切开、鼻饲、补液支持、脱水、细胞活化剂、控制感染等综合治疗,病情仍不断恶化。从第2天起,间有去强直发作。第3天仍有陈旧性液不断流出,双眼球浮动。术后第4天,终因呼吸、循环衰竭而死亡。

讨论:本例患者原有高血压,针刺有可能使血压继续上升,颅内压升高,最终导致血管破裂而死亡。

来源:周天祺,等.针刺导致致命性脑溢血1例报导.新疆中医药,1985,(4):24

(4) 癔病　　癔病多因情志刺激而发病,女性较多。中医学将其归属于郁证范畴。然由于针刺时的刺激,引起癔病的发作,尚鲜见报道。

【病案举例】

史某,女,26岁,1939年3月10日就诊。患右侧目赤肿痛、流泪2天。诊断:急性角结膜炎。

取坐位,双侧太阳、耳尖穴点刺放血。10分钟后感两眼疼痛减轻,同时自诉头晕,眼花,胸闷,欲倒。令其平卧,此时患者又感四肢发麻,两手抽搐痉挛。诊断:癔病。立即针刺人中、内关,上述症状逐渐减轻至消失。

讨论:本例因他人议论其耳尖放血情形,使其精神受到了暗示。但本例癔病初发时,症状与晕针相似,而其手抽搐痉挛,四肢发麻,乃晕针所不具有的,所以不要被其头晕、胸闷等症所迷惑,而仅作晕针处理。

(5) 狂笑　笑为心志，心主神明，脑为神明之府，心的功能表现可在脑部有所反映。但因针刺引起发笑却极为少见。

【病案举例】

吴某，女，38 岁，1981 年 4 月 7 日就诊。患者因急性腰扭伤 3 小时前来针灸治疗。

检查：腰部活动受限，腰椎下及椎旁有明显压痛。予以针刺人中、后溪，施以平补平泻法，持续捻转片刻，患者在坐正的同时，自己发笑，嘱其起身活动腰部无反应。再予以捻转手法少倾，笑声加剧，泪涕俱下。立即起针，遂复同前。询问其感觉，低头不答，欲为其注射镇静剂，患者摆手不许，大笑大约 20 分钟后渐成微笑，随后逐渐平静，前后约 1 小时左右。

讨论：人中为督脉经穴，督脉入脑。本例可能因针刺人中进而刺激大脑，引发心志实而狂笑。

(6) 暴喑　暴喑可见于多种疾病中，但由针刺导致者极为罕见。内关为心包经的络穴，心包代心受邪，代心行令，与心关系密切。舌为心之苗，为心之外窍，内关穴用于治疗失语临床早有验证。曾有因针刺内关穴引起暴喑者。

【病案举例】

高某，女，23 岁，因胃部疼痛 3 个月，加重 2 天于 1992 年 11 月 8 日就诊。

查体：上腹部腹肌紧张，拒按。选用针刺治疗，取双内关、中脘、足三里穴。毫针刺入左侧内关穴约 0.5 寸，予以较强的刺激手法。患者突然剧咳，遂即目瞪口张，精神非常紧张，并用右手摆动示意，但说不出话。即刻出针并使其静卧，饮温开水一杯，留置观察，2 小时后能发出声音，但较低微，次日渐愈。既往无类似病史。

讨论：本例因针刺内关引起暴喑，可能是针刺手法过重，使经络产生一种拮抗反应。

(7) 拔罐后局部汗毛变异　拔罐法因罐以负压吸附于体表，可使被拔部位皮肤充血、瘀血。较少发现拔罐引起不良反应者。

【病案举例】

王某，男，48 岁，患慢性腰痛 3 年，近日加重，予以拔罐治疗。取双大肠俞、腰眼穴，每次 10 分钟，3 日 1 次，共计半年时间。3 个月后发现拔罐局部汗毛增粗增密增长。皮肤无异常改变。

讨论：本例可能由于反复地吸拔刺激，使局部皮肤反复充血、淤血，形成一种长期的、持续性的反应，促进了局部的血液循环，而使汗毛增密、增粗、增长。

(8) 迷走神经反应　迷走神经属于第10对颅神经，支配内脏及相关组织的功能活动，当其受到刺激后，张力增高，兴奋性增强，则可抑制心脏的活动，导致心率下降，心跳减慢以致停止，血压下降，出现休克，支气管平滑肌痉挛，造成呼吸困难或窒息；胃肠蠕动增加、恶心欲吐等一系列反应。临床病例较为少见。

【病案举例】

① 苏某某，女，53岁，因轻度甲状腺肿大予以针刺治疗。查心肺(－)，脉搏78次/分，穴取双侧天突、右侧内关和合谷。接通治疗仪，通电后病人出现两臂规律性抽搐、胸闷、心悸、冷汗淋漓，神志清楚，心率降至48次/分。立即关闭电源，予高渗糖口服，情况逐渐好转，心率升到80次/分。

讨论：本例针刺扶突穴后的反应，可能因电流过强，刺激穴位临近的迷走神经及颈丛神经，造成迷走神经反应，心跳变慢，心舒张期延长，进一步导致血压下降，严重者甚至可能发生心跳停止。

② 吕某，女，47岁，因左侧口眼㖞斜予以针刺治疗。取坐位，当针刺左侧翳风，进针深约1.5寸时，得气后留针。留针期间施行捻转手法，患者感胸闷，恶心欲吐，随即意识丧失，面色苍白，口唇紫绀，手足厥冷，呼吸心跳停止。迅即出针，令其平卧，针刺人中，按压内关，约半分钟后，呼吸心跳渐复，神志苏清，后灸百会，静脉给予高渗糖，逐渐恢复正常。

讨论：翳风穴深部解剖为副神经，颈内静脉、颈内动脉、舌下神经、舌咽神经、下牙槽神经、迷走神经，本例可能由于针刺翳风穴过深，刺激迷走神经，反射性引起心跳停止。

(9) 针刺引起周围神经反应　针刺疗法对于解除神经的高度痉挛具有较好疗效。由于针刺过深、手法过重、刺激过强，可能会引起肠系膜神经和腹部神经的高度痉挛。此种情况极少见，故在诊断时，应首先排除内脏器质性损伤的可能。

【病案举例】

① 袁某，男，43岁，腹胀胃痛6年。予以针刺天枢、中脘、足三里（均以强刺激手法）。针后约4小时左右，诉腹部有强烈剧痛感，面色苍白、口唇紫绀，全身寒战、鼓颔叩齿、哼叫不停、脉微弱。全腹部均有显著压痛。

给予肌注维他康福后5分钟左右，全身战抖状态停止，但腹部疼痛加剧，又注入“吗啡”。经3小时的观察，症状无好转，而腹痛仍旧，体温37.9℃，遂用青霉素和鲁米那，其腹部绞痛仍然不止，经会诊认为有刺破内脏肠管及血管，造成内出血、腹膜炎、急腹症的可能。但化验结果；血红蛋白90 g/L，红细胞(4.5～5.0)×10^{12}/L 白细胞7.8×10^{9}/L，血压7.5/9.8 kPa，否决原诊断，结论是因针刺过深、手法过强而引起的肠系膜神经和腹部神经高度痉挛。

予以阿托品2毫升肌注，15分钟后患者自觉腹部轻松，疼痛已减。又投莨菪酊等药物内服3天，才恢复正常。

② 赵某，男，33岁。长期患慢性胃病，腹部胀满疼痛。取穴天枢、上脘、中脘、足三里均以中等刺激手法，起针后，患者无特殊感觉。3小时后，腹痛加剧，面色苍白、冷汗淋漓、呼吸浅表、口唇紫绀、气息奄奄、脉微弱而数。腹部均有强阳性的压痛，随之注入强心镇静、缓解平滑肌的药物而痛止病愈。

讨论：上述2例于针刺后数小时出现腹部绞痛，是因刺入过深、手法过重，刺激过强，引起肠系膜神经和腹部神经的高度痉挛。

来源：程绍思.针刺天枢穴导致腹绞痛的三例报告.天津医药杂志，1964，(4)：323

(10) 针刺涌泉导致滑精不止　　肾为水脏，肾脏对精气有闭藏作用。涌泉乃足少阴之井穴，是脉气所出之处，有地下出水为涌之说。下述案例可能因针刺涌泉，而致滑精不止。

【病案举例】

于某，男，35岁，1982年4月15日就诊。患者因头晕，头痛，失眠，给予针灸治疗。取风池、涌泉、神门、内关穴。针刺5次后，患者自觉小便时夹精少许，针刺9次后，阴茎中有少量精液渗出。停止针刺后，病情逐渐加重，滑精不止，上述症状加重，且神疲乏力，腰膝酸软，盗汗，舌红少苔，脉细数。给予中药调治而愈。

讨论：本案例针，刺涌泉穴，可能使肾失封藏，而引起滑精。

(11) 长期艾灸三阴交引起阳痿。　　三阴交为脾经常用穴位，且为足三阴之交会穴，临床常用于治疗腹胀、泄泻、遗精、阳痿等证。很少出现其他不良反应。

【病案举例】

宫某，男，29岁，1985年11月9日就诊。患泄泻14年，近日因饮食生冷而引发，腹泻日七八次，质稀薄，完谷不化，精神不振，舌淡苔白，脉细缓。予以针灸疗法。取穴：中脘、天枢、阴陵泉、三阴交、足三里，针灸并施，重灸三阴交。治疗10余次后，临床症状消失。为巩固疗效，患者每日自灸三阴交穴。半年后患者复诊，自诉泄泻痊愈，但出现阳事痿弱不举。停止艾灸后阳痿逐渐痊愈。

讨论：本例出现阳痿之前，未曾施行其他治疗，故应考虑为艾灸三阴交所致。由于患者长期使用艾条灸治三阴交穴，火热灼伤阴液，而可致阳痿。如《医心方・卷二十八》所谓："灸三阴交穴，使阳道衰弱。"

(12) 针刺诱发股骨颈骨折　　针刺不可能直接引起骨折，由针刺间接造成的骨折也极为罕见。

【病案举例】

某男，40岁，因慢性精神分裂症于1979年收入院。入院后给予氯丙嗪150 mg口服，并针刺安眠穴，次日仍兴奋不安，又改刺太阳，电流强度50 mA，通电3秒仍吵闹，3分钟后又重复如上操作1次，半分钟后突然产生全身痉挛发作，持续35秒后意识逐渐恢复，术后行走不便，3日后X片证实为股骨颈骨折。

讨论：本例骨折的发生，一方面因病人长期在家，缺乏体育锻炼，骨质日渐疏松；另一方面因操作时通电量过大，引起全身痉挛大发作，以致肌肉强烈收缩，从而导致了骨折的产生。同时暴露出操作者对痉挛大发作的警惕性不高，忽视了肢体保护。

来源：李玉明，等. 电针治疗引起股骨颈骨折1例报告. 神经精神疾病杂志，1980，6(3)：153

(13) 针刺后溪穴致左下肢麻木　　针刺操作时，手法轻重应适宜，尤其不能刺激过重，否则会出现不良反应。

【病案举例】

徐某，女，47岁。5个月前渐感从左侧臀部起，沿大腿后部及小腿后外侧部疼痛，逐渐加重，以致不能行走。某院诊断为“坐骨神经痛”，并采用针灸治疗。医者先取左下肢穴位针刺，30 分钟后起针。除原有疼痛外，无其他不适。医者随即又取左侧后溪穴，在行针过程中，患者感觉左下肢疼痛剧烈，约数分钟后起针，病人立即感觉左下肢疼痛消失，从承扶穴起，沿大腿后侧及小腿后外侧出现麻木感，指掐、针刺无任何感觉。虽经多方治疗，麻木症状仍无减轻。

讨论：后溪穴为手太阳小肠经的腧穴，八脉交会穴之一，通于督脉，临床上治疗腰腿痛，尤其是初起阶段有较好的疗效。本例患者因坐骨神经痛取后溪穴，本意欲疏通经络，散邪止痛，但在针刺后却出现下肢疼痛消失，麻木不仁。这种情形用现代医学的神经学说是无法解释清楚的，从经络方面考虑，手足太阳经为同名经，二者在头面部相交接，经气相通。可能由于后溪穴刺激过重，引起足太阳经已经发生阻滞的经气进一步受到损伤，以致疼痛消失，出现麻木。

来源：李敏. 针刺后溪穴致左下肢麻木 1 例报导. 陕西中医学院学报，1994，17(1)：37

(14) 耳穴疗法反应：耳穴疗法对皮肤病有着独特的疗效，但治疗它病而致皮肤病则属罕见。

【病案举例】

李某，男，50 岁，因感冒出现咳嗽，胸闷、气短等于 1979 年 11 月 5 日给予耳穴治疗。取神门、肺、大肠、胸、交感、气管，用王不留行贴压左耳，随即于四肢皮肤出现红色皮疹，痛痒难忍；次日去掉耳豆，症状逐渐缓解。5 日后经病人同意，又用王不留行贴压右侧耳穴，上述症状重现，除掉耳豆，皮疹渐消。

讨论：本案例反应原因有待进一步探讨。

4.3.2 物理性损伤

物理性损伤，是指由于针灸疗法的各种刺激对机体的组织或器官解剖完整性的破坏所造成的损伤。主要由针刺不当所致，是针灸意外中最为常见且后果较为严重的损伤，甚至危及生命。古人对此十分重视，在许多医籍中有大量的篇幅论述之。《素问・诊要经终论》谓：“刺避五脏者，知逆从也。”《四时刺逆从论》亦说：“刺伤人五脏必死。”

从现有的资料中了解到，几乎所有的脏器组织都发生过针灸意外。因此，应该引起人们的高度重视。

4.3.2.1 眼部血肿

眼部血肿是在临床上常见的针灸意外之一。血肿出现后，即刻使眼区呈青紫色，影响眼睑的开合，而且也影响患者的容颜。如《铜人》曰：承泣穴“禁不可针，针之令人目乌色，可以灸三壮，炷如大麦，忌如常法”，少数病人还会引起即时眼盲，故应引起注意。

【生理解剖】

眼区穴位常用的有睛明、承泣和球后等，这些穴位均在眼内。睛明穴处浅层有内眦动静脉和滑车上、下静脉。深层上方有眼动、静脉本干。承泣穴处有眶下动脉分支，静脉属支及眼动、静脉分支；球后浅层有面动、静脉分布。

【发生原因】

(1) 穴位因素　由于睛明穴浅部、深部均有丰富的血管分布，无论深刺还是浅刺，出血的机率相当大。承泣穴也较易出血①。

(2) 操作因素

① 针具不当：选用的针具太粗，容易刺伤血管；针尖带钩，出针时也较易划伤血管，而引起出血。

② 刺激过重：若行针时提插、捻转过度，或进针时过急过猛，均易造成血管受损时出现血肿。

【临床诊断】

(1) 出针后，轻度出血者针孔有出血现象，局部无甚异常，病人可明显自觉症状，数小时后，出血周围可出现青紫色瘀斑。

(2) 重者出针后，出血眼侧眼睑迅速肿胀闭合，致使病人无法睁开。次日起，肿胀可逐渐消退。依据出血量的多少，青紫色瘀斑可波及整个眼睑，甚或波及眼周围。

(3) 病人可感觉视力模糊，眼胀痛，并可见眼球向外突出。曾有报道因针攒竹刺破血管，造成眼球胀大突出的。

---

① 承泣穴也较易出血：承泣、四白均易出血，起针后按压片刻。

(4) 一般半月至二十日左右可全部吸收消退,极少影响眼区的功能和视觉。

【处理方法】

(1) 微量出血不需处理,可自行消失。

(2) 症状较重者,须及时用冷开水冷敷局部止血,待血止后(一般 24 小时后),改用热敷眼区每次 20 分钟,每日 2~3 次,或局部轻轻按揉可助消散。平时可戴眼罩防护。待眼睑消肿后可将眼罩去掉,每日热敷 1 次,至瘀斑完全吸收。如有其他不适,应对症处理。

【预防措施】

(1) 针刺眼区穴位时,应选用细针,一般为 28~32 号毫针。

(2) 进针时迅速点刺,而后轻轻将针送入一定的深度,病人有针感后可轻微捻转,其幅度一般不超过 180°。由于眼球周围组织较为疏松,进针比较容易,但如果感觉针尖处有阻挡感(包括极小的阻力)或病人感觉疼痛时,应将针稍往后退,略转方向后再将针刺入。针感不明显者,可留针候气,不可大幅度提插捻转,更不可捣针。

(3) 出针时,应将针缓慢提出。出针后,迅速用干棉球按压眼球,以防止出血。实验证明,较长时间的按压,可减轻眼区出血的程度。

【病案举例】

(1) 张某,男,23 岁,患中心性视网膜炎半月余,于 1968 年 5 月来我院门诊治疗。取穴睛明、球后、风池、合谷等。起针时右眼流泪,眼痛,不敢睁眼,视物不清,眼球向外突出。急请眼科医生会诊,诊为球后出血。给予湿敷、止血、镇静等对症治疗,半月后痊愈。

讨论:本例由于施术不当,刺破眼底血管造成出血。

(2) 刘某,男,39 岁,因患左侧急性结膜炎于 1987 年 4 月 12 日就诊。取穴承泣、风池、阳辅、合谷。起针时,左承泣未用干棉球压迫,针孔出血,逐渐加重,很快使眼睑肿胀,外观似半个乒乓球大,扪之有饱满感。立即冷敷 1 小时,次日进行热敷,每日 3 次,每次半小时,4 天眼睑消肿,但留有青紫色,半月后消退。

讨论:本例针刺承泣穴时损伤了血管,而出针时又未及时压迫穴位。

4.3.2.2 小脑与延髓损伤

针灸疗法所致的小脑与延髓损伤,多为毫针直接刺入脑部组织或血管。

其后果十分严重，多因抢救不及时而造成死亡。正如《素问·刺禁论》所描述的“刺头中脑户，入脑立死”。因此当针刺颈项部穴位时，一定要注意，不可掉以轻心。

小脑与延髓解剖上相距甚似，而且引起损伤的原因又较相似，因而合并论述。

【生理解剖】

(1) 小脑　小脑位于后颅窝，在脑桥与延髓背侧，上方为小脑幕，下方为小脑延髓池。两侧部膨大为小脑半球。小脑半球下面紧靠近小脑蚓的椭圆形隆起部分，称为小脑扁桃体。小脑扁桃体紧靠枕骨大孔，颅内压增高时，小脑扁桃体可被挤入枕骨大孔内，压迫延髓而危及生命。

(2) 延髓　延髓为脑干的上部，其背侧有小脑。腹侧面为锥体束，在侧面，自上而下有舌咽神经、迷走神经和副神经的根丝附着，背侧面为第四脑室度的下部。向下与脊髓相连接，延髓的网状结构内，存在一些内脏基本调节中枢(生命中枢)，如心血管运动中枢、呼吸中枢等，这些中枢反射性地调节机体的正常生命活动。当延髓受到伤害，破坏这些生命中枢的生理活动，将会引起心跳、血压、呼吸等的严重障碍，进一步导致死亡。

【发生原因】

(1) 穴位因素　引起小脑及延髓损伤以风府、哑门、风池、安眠穴最多见。

风府穴位于后正中线，相当于枕骨与第一颈椎之间。其深部为小脑、延脑池和延髓与第一颈髓的上方。有人对健康人和尸体进行直接测量，发现风府穴皮表到环枕后膜的距离相当于同身寸的1.5～2寸之间，所以风府穴进针以1寸最为安全，进针1.5寸时即有可能发生危险，2寸时为危险深度。《圣济》曰：“风府穴只可一寸以下，过度即令人哑。”

哑门穴位于风府穴下5分，《新针灸学》谓：“针三分，禁深刺。”故有人观察到，哑门穴刺入1.5同身寸时，有可能达硬脊膜，因此，超过此深度，就有可能发生危险。

(2) 操作因素

① 进针过深，角度有误。有人从死亡的案例尸解中发现，风府穴的针刺时，有时竟超过了3寸同身寸，并且将针尖斜向上刺入，以致针尖越过小脑延

髓池，刺入延髓实质内，若直接刺中生命中枢，则可迅速死亡。而哑门穴，直刺可从第 1、2 颈椎之间，刺入椎管，伤及延髓。

② 反复捻转，强力提插，刺破组织血管。有时针刺较深，刺伤周围的血管，造成血肿成水肿，压迫中枢，也会导致意外发生。

③ 刺激过重。针虽未刺入颅腔内小脑或延髓的实质中，但因刺激过重，病人体质虚弱，神经过敏，也会引起中枢部位反射性的较重的抑制状态，出现一时性的休克或半休克状态。

【临床诊断】

(1) 小脑损伤　　于针刺过程中，或出针之后不久，患者出现后颈部剧烈疼痛，呕吐，烦躁不安，重度眩晕，颈项强直，肢体自主活动减少，步伐不稳，共济失调，乃至瘫痪，并可由嗜睡、昏沉发展至昏迷。

(2) 延髓损伤　　可表现为剧烈头痛，呕吐，血压可降低，脉搏快慢不均，呼吸不匀，体温可有改变，四肢瘫痪，小便潴留，肌张力增高，头颈过伸，四肢挺直，深反射消失，进一步发展出现昏迷，呼吸困难，心跳停止而死亡。

【处理方法】 一旦发生小脑或延髓损伤，应立即实施抢救措施。

(1) 呼吸通畅　　为确保呼吸道通畅，可给予气管插管、人工呼吸或采用呼吸兴奋剂，以确保脑部的氧气供应。

(2) 冬眠低温疗法　　降低组织代谢，减少耗氧量，增强脑组织对缺氧的耐受力，并能抑制呕吐，减少呼吸道分泌物，还能降低脑血管的通透性，阻止脑水肿的发生与发展。

(3) 脱水疗法　　降低颅内压，减轻脑水肿，可使用脱水剂以及激素类。

(4) 神经营养　　采用能量合剂，改善脑细胞的代谢以及恢复脑组织的功能状态。同时适当的静脉补液，还可排除体内代谢的废料。

(5) 配合抗生素　　防止继发感染。

(6) 手术治疗　　对病情危重，上述处理仍不能缓解病症，甚至进一步恶化者，则应急行开颅探查，进行相应的处理。

【预防措施】

(1) 注意针刺方向与深度　　通过大量的研究观察，深刺风府、哑门等穴确实存在一定危险。因此，必须严格掌握进针的角度和方向。风府穴，以针尖指向口最安全，其次是指向鼻尖，深度在 1 同身寸以内。哑门穴，以指向下颌为最安全，其次为口鼻，深度不超过 1.5 同身寸；风池穴，向鼻尖或左右透刺最安全，深度在 1.5 同身寸以内。

(2) 仔细地体会针感　由于个体的差异，性别的不同，针刺深度尚有明显的差别。因此，在针刺过程中，既要小心进针，又要仔细体会针下的感觉。在深刺风府、哑门穴时，一般有两个阻力感，第一个是项韧带，然后是一落空感；第二个阻力感是硬脊膜，针尖遇到该阻力时，不宜再深刺，同时还要避免向上刺入枕骨大孔，一旦刺入过深，病人有触电感时，应立即退针，切勿捣刺。风池穴，若能正确掌握进针方向与角度，在安全深度内，多无阻力感。如若出现阻力，则应将针向后退出，改变方向再刺入。

(3) 严格操作　在针刺过程中，手法宜轻柔，不宜大幅度地提插捻转，对于不能合作的病人，要特别注意。

(4) 体格检查　在针刺治疗期间还应经常作必要的体格检查，发现问题及时处理。

【病案举例】

(1) 某男，16 岁，患精神分裂症 2 年，久治不愈，于 1969 年 8 月 25 日入院，每日针灸 1 次。9 月 5 日上午 10 时，针风府穴进针较深，且施以重泻法。在针刺过程中，患者突然停止呼吸。经注射咖啡因、气管插管、人工呼吸等抢救，数分钟后，呼吸恢复。但神志仍不清醒，予脱水治疗，下午 5 时出现呼吸衰竭。急行开颅探查，见脑压甚高，硬膜下见右小脑半球表面有 5 毫升血肿，呈暗红色，局部隐约见刺伤痕。右小脑、延髓充血水肿明显。吸除血肿，自动呼吸一度恢复，但术中并发急性脑膨出，切除右小脑半球外侧脑组织，行颅内减压后关颅。继续应用脱水、呼吸兴奋剂与升压药，无效，次晨 4 时死亡。

讨论：针刺风府穴过深，刺伤小脑，引起出血，而导致死亡。

来源：刘信基. 4 例针刺治疗精神分裂症的意外事故. 神经精神疾病杂志，1981，(5)：317

(2) 许某，女，21 岁，因心烦、失眠而针刺安眠、神门、三阴交，进针较深，捻转时间过长，后感到头痛不适，反复呕吐，并出现精神障碍症状。

查体：颈项强直，一侧肢体活动力弱，另一侧时而躁动。疑为颅内血肿，即行开颅术，发现延髓部有出血，清除病灶，留有后遗症。

讨论：该例因针刺过深，并且反复捻转，误伤延髓导致血肿形成。

4.3.2.3　蛛网膜下腔出血

蛛网膜下腔由于其解剖位置的特殊性，在针灸意外中也是比较常见的一种，在神经系统损伤中居首位。国内、国外均有发生，大多数病例经抢救而能脱离危险。

【生理解剖】　蛛网膜位于硬脑膜的深面，为一透明薄膜，在蛛网膜与软膜之间的腔隙称为蛛网膜下腔，腔内流动着脑脊液。蛛网膜和软膜均有较丰富的血管。

【发生原因】

(1) 穴位因素　　据目前资料所统计，已引起蛛网膜下腔出血的穴位有：风府、哑门、风池、安眠$_2$、翳明等。这些穴位均位于颈项部，临床上为常用穴。

风池、安眠$_2$、翳明等穴均位于枢椎棘尖上缘水平，深部有椎动脉通过，此处血管丰富，且寰枕和寰枢关节未被韧带所封闭，因而构成较大的间隙。

(2) 操作因素　　上述穴位针刺方向角度失宜，如安眠、风池等，当颈部伸直，垂直进针，刺入较深时，都有可能深刺椎管内，刺伤血管，引起蛛网膜下腔出血。

风府、哑门在进针过程中，如遇到坚韧而有弹性的阻力，为项韧带、弓间韧带或环枕后膜，然后针下出现空松感，说明针尖已进入椎管内硬膜外腔处，如再遇到柔软阻力时说明针尖已刺到硬脊膜，此时若出现症状，则有可能已造成蛛网膜下腔出血。

【临床诊断】

(1) 有针深刺后颈部穴位病史，但未引起重视。

(2) 起病急，往往于针刺过程中，患者突然尖叫，似有一种"电击样感"或沿脊柱向下"牵拉样"放射感觉。随即出现后头部疼痛，以枕部为主，且为最早的症状之一，常伴恶心、呕吐、冷汗出，症状逐渐加重。既往无类似发作史。

与一般血管破裂出血不同的特征是：从针刺到头痛、呕吐之最高峰，有一逐渐加重的过程。意识障碍可有可无，至后期可能出现昏迷，可能与出血量增多这一渐进过程有关。

(3) 可有脑膜刺激征，颈项强直，布氏征或克氏征阳性等。一般无脑实质及颅神经损害的表现。

(4) 脑脊液外观呈血性，镜检可有大量红细胞。

【处理方法】

(1) 一般治疗　安静卧床休息，尽量少搬动。有呕吐者，头部侧向一方，保持呼吸道通畅，间歇用氧。

(2) 补充营养　给予输液，补充水、电解质，意识障碍者给予鼻饲。

(3) 控制脑水肿　是蛛网膜下腔出血的重要处理环节。一般使用止血剂、脱水剂与激素类药物。

(4) 解除脑血管痉挛　常使用异丙肾上腺素加入葡糖溶液中静滴，同时用利多卡因加复方氯化钠溶液静滴，还有口服卡那霉素、利血平等药物。

(5) 手术治疗　如果病情危重，出现昏迷，上述方法不能控制时，应采取手术治疗。

【预防措施】

(1) 正确的进针方法。上述穴位在针刺时要重视其进针的方向和针刺的深度，避免直刺椎管或向枕骨大孔内深刺。

(2) 严格操作手法。轻捻转进针，避免大幅度提插。如遇病人有眼前发亮、出现头痛等不适、或有触电感时，应立即出针，严密观察，作好抢救准备。

(3) 对体弱者及小儿更应注意。

(4) 由于针刺深度的个体差异较大，临床上应将针刺的深度与得气感结合起来考虑，以得气为主要标准。在刺入较深时，只要有针感到达头部或至某一肢体时即应停止进针(一般在 1.5 寸以上)，若无针感再向深刺时要特别谨慎，但一般情况下最好不超过 1.5 寸。

【病案举例】

某男，30 岁，患精神分裂症 7 年，曾在某医院针刺，1978 年 5 月 12 日下午 3 时半，取双侧风池斜中线进针，留针期间病人自行将右侧的针向深部刺入，未被发现。30 分钟后拔除右风池针时病人尖叫一声，并诉右眼亮了一下。1 小时后频吐、呃逆。晚 8 时昏迷，11 时 40 分入院行急诊手术。

于颈枕部正中切口，寰椎椎板减压，切开硬膜，发现枕大池蛛网膜右上方有一小孔，有血性脑脊液外溢。切开蛛网膜，见内有血肿 2 毫升，色鲜已凝，延髓受压，小脑也呈水肿。清除血肿，硬膜外置橡皮引流一条，关颅。输血 600 ml。术后予抗菌素、脱水、激素、止血药等治疗。半天后清醒，2 天拔除引流条，8 天拆线，创口一期愈合。精神症状也见好转，6 月 29 日出院。

讨论：本例患者自己将针向深部刺入，刺伤血管，导致蛛网膜下腔出血，因抢救及时得当，挽救了病人的生命。

来源：刘信基. 4 例针刺治疗精神分裂症的意外事故. 神经精神疾病杂志，1981，(5)：317

4.3.2.4 气管损伤

气管损伤临床极少见，与其所处的特殊位置有关。但若操作不当，亦可造成损伤，甚至引起死亡。

【生理解剖】 气管为后壁略平的圆筒形管道，主要由 14～16 个气管软骨作支架，气管软骨开口向后。上端平对第 6 颈椎体下缘与环状软骨相连，下端至第 4、5 胸椎体交界处分叉。

在前正中线上，只有颈段的气管在静脉切迹上方可以触及，胸段的有胸骨柄在前面作保护。两侧颈总动脉、颈内静脉位于气管外侧，前面有静脉弓，甲状腺下动脉分支。

由于气管解剖部位的特殊性，所以针灸一般不会造成损伤，即使刺中气管，多半不会引起较重的后果。但如果操作不当，也可伤及气管，若同时损伤其他组织（尤其是周围的神经、血管）时，则可因抑制呼吸，而导致死亡。

【发生原因】

(1) 解剖因素　　气管颈段为软骨支撑，胸段为胸骨遮掩，一般难以直接刺伤气管。局部穴位最易发生意外的首推天突穴。天突穴位于胸骨上窝凹陷正中，皮下有颈静脉弓、甲状腺下静脉，深部即气管。再向下，在胸骨柄后方为无名静脉及主动脉弓；布有锁骨上神经前支。由此看到，天突穴即与气管有密切关系，而且周围还有许多重要血管，若针刺时不小心，就会造成事故。

(2) 针刺因素　　多指天突穴造成的损伤。

① 手法过重。于天突穴大幅度提插、捻转，动作过于猛烈，则会引起多种组织的损伤。过度的针刺还可引起患者猛烈咳嗽。

② 进针方向与刺之深浅。胸骨上窝处的肌层较薄，直刺天突穴稍深就可损伤气管，向左右深刺，则可刺伤肺脏，并发气胸；沿胸骨柄后缘向下平刺深刺，则易误伤主动脉弓或无名动脉，引起大出血。

③ 留针期间患者的剧烈咳嗽等动作，可引起肌肉强烈收缩，改变针尖的方向和深度而刺伤气管。

【临床诊断】

(1) 轻度损伤　一般系单纯损伤气管而致。常表现为咳嗽、胸痛、呼吸急促及咯痰带血等症状。

(2) 重度损伤　刺伤气管较重或伴有周围血管、神经的损伤。剧烈咳嗽、吐痰量大夹有血液，呼吸困难，面色苍白，全身痉挛，汗出肢冷，二便失禁，神志昏迷。抢救不及时，则会因窒息而死亡。

【处理方法】

(1) 轻度损伤　予以对症处理，如止咳镇痛剂、抗生素等。出血过多时可配用止血药。

(2) 重度损伤　出现呼吸困难或其他并发症时，应采取紧急措施抢救。

【预防措施】

(1) 取穴准确　天突穴定位在胸骨上窝凹陷中，有明确的体表标志，但如遇不能合作者，则应避免使用天突穴。若病人有剧烈咳嗽，亦应暂且不用，以防因体位改变而刺伤气管等组织。

(2) 操作适当　天突穴的正确操作应是先直刺 0.2 寸，然后将针尖转向下方，紧靠胸骨后方刺入 1～1.5 寸。

(3) 注意观察　在留针期间，嘱病人尽量少作吞咽动作，一旦出现突然咳嗽，应立即将针向后退至皮下，待情绪稳定后再刺入。

【病案举例】

孙某，女，43 岁，患哮喘多年，近日因反复发作，特行针灸治疗。针刺天突穴，平刺进针，深度达 2 同身寸，留针期间，患者感觉不舒，而予出针。

患者即刻感觉呼吸极度困难，迅速出现面色苍白，留针期四肢痉挛，角弓反张，口唇爪甲青紫，肢冷汗出，二便失禁，神志不清。随即给予针刺内关穴，注射强心剂等抢救，结果无效死亡。

尸解：全身紫绀，两眼睑结膜有散在性出血点。瞳孔散大，左右等圆。颈部甲状软骨下缘近第三环状软骨上有毫针孔 1 个，周围轻度充血，大小为：$3\times2.8\ cm^2$。

讨论：本例因天突穴进针方向有误、刺入过深，以致刺伤喉下气管，神经及血管，引起反射性痉挛，造成呼吸困难，窒息死亡。

4.3.2.5　气胸

气胸是最常见的针灸意外之一，建国以来有关气胸发生的报道，大约已逾 100 例。无论是国内还是国外，不断出现这类事故。若损伤较重或处理不当，还会引起严重后果。《素问・诊要经终论》谓："凡刺胸腹者，必避五脏"，《素问・四时刺逆从论》载："刺五脏……中肺三日死"，《刺禁论》指出："刺缺盆中内陷，气泄，令人喘咳逆。……刺膺中陷中肺，为喘逆仰息……，刺腋下胁间内陷，令人咳。"《普济方》谓："胸前诸穴不可伤，伤即令人闷到。"

针具的粗细、刺人肺脏的深浅、留针时间的长短，都决定着气胸的严重程度及预后。虽然目前的急救手段相当高，但气胸的死亡例数在总例数中仍占有一定的比例。国外有资料记述，仅在 1974 年一年之内，北美先后报告针刺后气胸达 7 例之多，其中 1 例死亡。而在 1983 年之前的 10 年中欧美各国曾发生气胸达 17 例，其中 2 例死亡。因此，每位针灸工作者应当引以为戒。

【生理解剖】

(1) 肺与胸膜　　肺形似圆锥体，上为肺尖，突出于胸廓上口，下为肺底，坐在膈穹窿上，称肋面，内面朝向纵隔器官，为纵隔面。内面中央有肺门，是支气管、肺动静脉出入之处，并有肺门淋巴结。

胸膜上一层薄而光滑的浆膜，分脏、壁两层。脏层被覆于肺的表面，壁层衬贴于的壁内面、纵隔两侧、膈穹窿上面，并突出于锁骨上方包罩着肺尖(胸膜顶)；胸膜脏层与壁层在肺门处相互移行，两层之间形成密闭的胸膜腔，内含少量浆液，可减少呼吸时两层间的摩擦。肺呼吸有赖于胸膜腔的负压状态和肺组织的弹性。吸气时，胸廓扩张，胸膜腔增大，负压升高，肺亦随之于张，此时肺内压低于大气压力，空气入肺；呼气相反，胸膜腔缩小，肺基于本身弹性而回缩，肺内压高于大气压力，空气排出。当胸壁和胸膜损伤时，空气进入胸膜腔，成为气胸，这时，胸膜腔由负压变为正压，则导致肺脏不张，呼吸困难；当肺脏有弹性减弱的病变如肺纤维化、肺水肿、肺实变时，空气的吸入和呼出也受到严重影响。胸膜在某些转折处所形成的间隙，不为肺缘所填充，胸膜腔的这些间隙称为胸膜窦，如肋胸膜与膈胸膜转折处有膈肋窦，其位置最低，胸膜的炎性渗出液常积聚于此。

（2）肺和胸膜的体表境界　两肺尖与胸膜顶在锁骨内侧端上方 2～3 cm，后面相当于第 1 胸椎。即肺尖与胸膜高出胸廓上界。正常人两肺的下缘在锁骨中线为第 6 肋，腋中线在第 8 肋，背部肩胛线为第 10 肋以上，接近脊柱处平第 11 胸椎棘突。两侧胸膜下界比两肺下缘约低两个肋，锁骨中线上与第 8 肋相交，侧胸腋中线与第 10 肋相交，背部肩胛线上与第 11 肋相交，接近脊柱时则平第 12 胸椎棘突。

肺下缘随呼吸运动而有明显下沉，在 X 线下发现，深呼吸时肺下界可从第 6 肋骨前端下缘开始，向外到锁骨中线上与第 7 肋骨下缘相交，在肩胛线上与第 10 肋骨相交，最后向内与 11 胸椎棘突相平。

【发生原因】

（1）穴位因素　在背部第 10 胸椎以上，侧胸第 10 肋以上，前胸第 8 肋以上的穴位，锁骨上窝，胸骨柄颈静脉切迹等处的穴位，如果针刺不当，就可导致气胸。尤其是肩井、缺盆、定喘等颈肩部穴位，应注意防止损伤肺尖和胸膜顶。此外，肝俞、胆俞等穴，虽然在胸廓下缘，但若病人作深呼吸时针刺过深也可伤及肺或胸膜。

现已报道曾发生过气胸的穴位有：大杼、风门、肺俞、心俞、膈俞、膏肓、膈关、肩中俞、肩贞、肩井、云门、中府、幽门、缺盆、期门、颈臂、神藏、神封、大包等。

有人认为，胸膜壁层与脏层极靠近，胸背部的皮肤、皮下组织及肌层筋膜具有弹性和一定紧张度，故单纯刺破壁层胸膜，不可能引起气胸。

（2）病理因素　当肺脏有病变，主要是发生在肺气肿时，既容易造成气胸，更易出现严重后果。

① 肺容积增大：由于肺气肿时，肺脏过度膨胀、充气和肺容积增大、肋间隙增宽、膈肌下降且变平，此刻着针刺三焦俞，肾俞及上腹部的鸠尾、不容等穴时，亦易导致气胸。

② 刺道变短：由于肺气肿病人两肺的呼吸运动减弱，呼吸变浅，胸部肌肉萎缩，胸廓扩张，肋骨平行，形成桶状，使得肺与体表之间的距离缩短，当按照常规分寸针刺时，也易发生气胸。

③ 肺气肿者肺组织弹性日益减退，肺泡不断扩大，回缩障碍，肺内残气量增加，致使肺内压力增大，若被刺伤不能随即愈合，在破口处形成活瓣，即吸气时张开，呼气时关闭，使空气不能进入不能排出，从而导致胸膜腔内压力不断上升，逐渐压缩肺脏以至完全萎缩。

④ 代偿功能减弱：肺部发生病变时，代偿功能减弱，发生气胸后可加重其症状，而且会有生命危险。

(3) 操作因素　　操作因素是造成气胸的最重要的原因，主要有以下几方面。

① 针刺太深：前胸、侧胸部的穴位应向外平刺成斜刺，两肩，肩胛骨之间的穴位应向下或向内斜刺，深度不超过 0.5～0.8 寸；上腹部的穴位宜向下斜刺，深度不超过 0.5～1 寸，如超过上述深度，则有发生气胸的可能。曾有报道，以 4.5 cm 长的 1 缝衣针 6 枚，刺入所谓秘穴“昌穴”(锁骨下处相当于气户穴左方上)、“靠肋穴”(左昌穴下一横指和两侧助号下沿乳腺处)和“窝穴”(中脘穴左旁一指)等 6 处穴位，深度达 3.5 cm。这些穴位，均在人体重要脏器分布之处。由于针刺过深，划破胸膜与肺脏，肺脏因胸腔气压及肺泡破裂而不能正常呼吸，终至窒息死亡。

另外，如果进针时使用押手，局部肌肉受压变薄，或老年人、瘦弱者，其肩背部肌肉有不同程度的萎缩，此时，按照常规深度操作也易伤及肺或胸膜。

② 用针过粗，反复捻捣：当使用粗针发生气胸，可明显加重病情，以致出现纵隔气肿等，而反复的捻转、提插，或操作幅度过大，均能增加发生气胸的机会。如上述缝衣针质硬而脆，无弹性，易生锈折断。

③ 改变体位：针刺后病人因体位不适或不能耐久而活动身体，致使体内的针身在肌肉的收缩牵拉之下随之入内，以致损伤肺或胸膜。

④ 针后加罐：留针期间加拔火罐时，宜先将针稍向外提，然后再拔。如不外提针，则易使针向内深入，而造成气胸。若针已经刺伤胸膜再加拔罐，则会迅速加重病情。

【临床诊断】 针刺制导致的气胸，由于损伤轻重不同，原有病证不一，患者症状各异，发生的时间迟速亦不同。大多数于针刺过程中或起针后立即出现症状，有的起针后较长时间才出现症状，甚至有报道在针后 24 小时才产生气胸症状的。

(1) 症状轻者一般无明显自觉症状，或仅感胸闷、咳嗽、心慌、呼吸不畅，活动时胸部有牵拉样痛；稍重者感胸部刺痛，胸闷，呼吸困难，咳嗽剧烈，呈持续状态，心悸不安。或有同侧的肩背、上肢的沉重感以及活动受限。严重者则感针所刺伤的局部强烈刺痛，疼痛并向同侧肩臂放射或向上腹部放射，出现憋气明显，呼吸极度困难，窒息感，心跳加快，紫绀，四肢厥冷，烦躁出汗，神志昏昧等。如有出血，则出现呼吸表浅，面色苍白，脉微欲绝和血压下降等休克现象。

(2) 体征　　轻者无明显体征。稍重或严重者，望诊患侧胸部肋间隙加宽，触诊气管向健侧移位，呼吸活动度及语颤减少，叩诊局部(气胸处)空响明显，呈过清音或鼓音，心界缩小，听诊患侧呼吸音明显减弱或消失，健侧呼吸音增强。出血者，叩诊呈实音。少数为双侧气胸。

(3) X 线检查　　病人在急救处理、病情稳定之后，及时做胸部透视或拍片以进一步确诊。若少量气体时，透视易被忽略，最好拍片。如我们曾见到一例，拍片显示一侧胸的外上部只有约 3 mm 宽的气体透明带。

极少数情况下，针刺过深，摆动幅度大，与肺舒缩方向呈较大角度时，则可引起肺组织较大的撕裂伤。破口处的肺组织可形成活瓣，吸气时，空气进入胸膜腔，呼气时，空气不能排出，以致胸内压旋即增高形成张力性气胸。伤侧肺严重萎缩，纵隔移位，迅速而严重地影响呼吸循环功能。

【处理方法】

(1) 轻者，仅为少量气体漏入胸腔，肺压缩在 30%左右或更少，而肺部无肺气肿等病变。

① 为避免气胸的继续扩大，应让病人安静平卧或半卧休息，避免任何活动，对症处理即可，如服少量镇咳、止痛药物等，必要时给予抗感染治疗。

② 密切观察病情，以防症状突然加重。

③ 以后经 X 线证实气体自然吸收，肺完全复张。

(2) 稍重或重症，较多的气体进入胸腔内，肺压缩较明显，造成纵隔移位，或可伴有肺气肿等病变。

① 应即刻令病人绝对卧床休息，保持安静，尽量减少呼吸幅度。

② 迅速经患侧锁骨中线第 2 或第 3 肋间进行胸腔减压抽气，必要时反复多次进行，同时给予输氧、抗休克、抗感染等处理。

(3) 若大量气体持续外漏，病情危重时，经抽气、给氧均无效时，应作肋间插管闭式引流。

(4) 伴出血，出现休克症状时，应配合输血和抗休克处理。出血不止者，应请外科手术止血。

【预防措施】

(1) 严格掌握针刺深度、方向和角度。针刺胸背部穴位时，应根据穴位局部解剖进行施术。

① 背部腧穴，尤其是膀胱经第 1 侧线上的背俞穴是临床常用穴。操作时应以与皮肤夹角约 15°～45°向下或向内进针 0.5～0.8 寸，切忌盲目直刺，深刺。因直刺难以掌握皮肤至穴位的深度，易造成危险。

② 胸部的穴，应沿肋间隙向外下斜刺 0.5～0.8 寸，行针时采用小幅度的提插捻转，若仍得气不明显，可留针候气。如古医籍中所述："中府穴限制 3～5 分，不可深刺""云门穴，深刺可致气促""刺太深，令人逆息"等。

值得一提的是，缺盆穴与肩井穴均在胸廓上界以上。缺盆穴临床应用较少，其位于锁骨上窝中点，有颈阔肌、肩胛骨肌，此穴处的胸膜脏层与壁层之间空隙极小，且胸膜顶高于胸廓上界，操作时直刺或斜刺 0.3～0.5 寸，轻手法进行小幅度的提插捻转。肩井穴比较常用，位于肩上，有斜方肌，深层为肩胛提肌与冈上肌，操作时直刺 0.5～0.8 寸，或向外斜刺，不可深刺。

(2) 结合体位、胖瘦施术。一般针刺胸背部穴位，宜采取卧位或能仰靠的坐位。若病人形体消瘦，尽量斜刺或平刺，而不用直刺。

(3) 注意针具的选择。应选择光滑平直较细的毫针，一般用 28～31 号。若瘦人则仅以 5 分针具为当，针深至 3～5 分即可。行针时，手法要轻柔，不宜反复提插、捻捣。

(4) 对初学者尽量少选或不选的背部穴位。

(5) 留针期间嘱咐病人不能活动，对瘦人要特加关照，病人有频繁剧烈咳嗽时要慎针胸背部的穴。

(6) 一般针后不加拔罐，肺气肿患者更应禁止。

(7) 尽量不加温针，必须用时，应用手扶持，防止针体向深层移动。

(8) 针后应让病人在诊室停留休息一段时间再走。对针后数小时或十数小时病人突然发生胸闷、胸痛、咳嘁、呼吸急促时，亦应考虑有气胸的可能。

(9) 对患有肺气肿、肺心病、矽肺等严重肺心疾患者，胸背部穴位尤宜浅刺，切忌施压，即使是具有一定临床经验的医师也应注意。因该类病人肺与胸膜及与胸壁距高更为接近。一旦发生气胸，肺压缩 10%～20%，就可能有生命危险。

【病案举例】

(1) 吕某，女，68 岁，因腰背酸胀疼痛，咳嗽，于 1978 年 10 月 18 日上午就诊。予针刺疗法，取穴风门、肺俞、膏肓、脾俞等。当日下午自觉胸闷胸痛，次晨加重，疼痛剧烈，憋气明显，再来门诊。经胸部透视，左侧气胸，当天收住院治疗观察。

查体：体温 37.6℃，呼吸 24 次/分，血压 17/10 kPa，急性病容，半卧位，气管向右偏移，呈桶状胸，呼吸动度大，左肺叩鼓，听诊左肺呼吸音消失，右胸呼吸音弱，心率 104 次/分，无明显杂音。化验：血色素 117 g/L，白细胞 10.7×10^9/L，中性 83%，淋巴 15%，胸部拍片：胸廓不对称，右肺纹理增多，中内带示片状密度增高影，左胸饱满，中外带示纹理消失，肺组织压缩 70%，心脏、纵隔(—)。入院诊断：左侧气胸，右肺炎症。

入院后给予吸氧，抗感染等中西药物治疗，当天下午用人工气胸箱抽气 1 000 毫升。抽气后憋气缓解，症状好转。经 54 天治疗，复查血象正常，胸部拍片示双肺纹理多，左侧气体已吸收，治愈出院。

讨论：本案例因针刺过深，刺破胸膜，引起气胸。

(2) 郭某某，男，56 岁，因患感冒咳嗽胸痛、吐痰而行针刺治疗。取左肺俞、风门、曲池、合谷等穴。后又于背部行梅花针叩刺、拔火罐。治疗后自觉胸痛更重，呼吸时尤甚，但无畏寒、咯血等。1 小时后胸透(—)，留置观察。胸痛渐重，以呼吸活动时明显，进而出现憋气、不能平卧。次日上午因症状加重而入院。

查体：血压 14/10 kPa，呼吸 23 次/分，脉搏 92 次/分，急性痛苦病容，端坐呼吸，气管轻度右移。左胸下部稍饱满，呼吸运动减弱，压痛明显。叩诊左前胸第 5 肋间以上呈过清音，左肺底呈实音。听诊左肺底呼吸音及语颤减弱。左肩背部皮肤可见多个针点及密集梅花针刺小点。胸透示左胸腔少量积液，肋膈角变钝，可见气液平面。诊断为少量液气胸。心脏、腹部等(—)。血红蛋白 102 g/L。

入院当晚血压 11/9 kPa，呼吸：23 次/分，面色苍白，大汗淋漓，脉细数而弱，心率 92 次/分，心慌。次日胸透：左胸腔积液平第 6 肋间，积气甚少。超声波探查左腋后线：8～10 肋间可探及 4～15 cm 液平段。血红蛋白降至 82 g/L，下午于左腋后线第九肋间隙穿刺抽出血性液体 1 300 毫升，抽后即用超声波探查未见液平面。胸穿液查血红蛋白：85 g/L，立即输血 400 ml，补液 1 300 ml。

第 3 天再行超声波探查左腋后线：8～10 肋间又可探及 5 cm 液平段。查血红蛋白 60 g/L，红细胞 180×10^{12}/L 万，立即开胸探查，探得左胸腔内有鲜血、血凝块 1 200 毫升，上背部有一针眼，其周围组织水肿、糜烂，有少量渗血。术后情况良好。伤口一期愈合，经透视未见异常，治愈出院。

讨论：本例因针刺过深，刺破胸膜，引起反复大量出血。

(3) 尤某，男，57 岁，咳喘 30 年，因突受寒冷旧病复发，针刺天突、肺俞、丰隆、中府、艾灸膻中、足三里、气海。病人仰卧，肺俞穴用 1.5 寸毫针直刺达 1 寸，且留针拔罐 10 分钟。

针后约 1 小时气喘加剧，胸背刺痛难忍，于 1989 年 10 月 11 日入院。

查体：体温 36.5℃，脉搏 110 次/分，呼吸 28 次/分，血压 13/6 kPa。急性病容，呼吸急促，口唇发绀，喉中痰声，颈静脉怒张，右肺叩诊过度反响，听诊右肺上中呼吸音消失，右下肺呼吸音低微，左肺布满喘鸣，肺底有湿罗音。背部相当于右侧肺俞穴处有新鲜出血病点，四周压痛。X 片：右前肺被压缩 70%，并气管纵隔左移；左肺继发性肺气肿。

立即给氧，注射抗生素及中药调治。同时在左腋中线相当第 7 肋间处抽气 700 毫升，抽气后病人症状明显改善。经过 51 天治疗观察，反复多次 X 线检查左肺气胸消失，痊愈出院。

讨论：该例病人留针拔罐，去罐后针的深度比以前有所增加，因而导致气胸发生。

4.3.2.6 心脏损伤

心脏损伤，在针刺所致内脏损伤中应当是最具危险性的一种。《素问·刺禁论》谓之："脏有要害，不可不察……刺中心死，一日死，其动为噫。"《诊要经终论》亦曰："中心者环死（注：环死，指一日内死）。"无论国内、国外，凡刺中心脏者，预后均差。尤其在日本，有人特别主张活体留针，置留在体内的断针常因人体活动而随之改变位置，以致引起心脏成其他脏器的损伤，希引以为戒。

【生理解剖】

心脏位于胸腔的纵隔内，外面裹以心包。约 2/3 在身体正中线的左侧，1/3 在右侧。心的前面大部分被肺和胸膜遮盖，只有一小部分借心包与胸骨骨体和肋软骨直接相接。心的两侧与肺和胸膜腔相邻，心的后方有食管、迷走神经和主动脉胸部，下方为膈，上方连者心的大血管。

心的形状像倒置的圆锥体，大小稍大于本人的拳头。心可分为心尖、心底、两面和两缘。正常心脏在第 2 肋间至第 5 肋间之间，心右界几乎与胸骨右缘相合，但在第 4 肋间可在胸骨右缘稍外方；心左界在第 2 肋间几乎与胸骨左缘相合，其下方则逐渐左移并继续向左下形成向外凸出的弧形。心尖朝左前下，位于左侧第 5 肋间隙，在左锁骨中线内侧约 1～2 cm 处。心底朝右后上方，与出入心的大血管干相连，是心脏比较固定的部分。心的胸肋面朝向前上方，大部分由右心室构成。膈面朝向后下方，大部分由左心室构成，贴着膈。

【发生原因】

(1) 穴位因素　由于心脏大部分被肺和胸膜遮盖，有胸骨、肋骨、脊髓、食道的保护，质韧、光滑，故不易受到针刺的直接损伤。但操作不当，也会造成损伤。在心脏与胸骨体和肋软骨相连部位的穴位，较易出现损伤。如双侧的步廊、神封、灵墟，左侧的屋翳、膺窗、乳根等，还有鸠尾穴，亦易导致损伤的发生。

关于鸠尾穴不能深刺，古医籍早有说明，今人亦多从之。如《中国针灸学讲义》载："鸠尾穴针三分，针尖向下斜入，不可深刺。"上海中医学院编写的《针灸学》叙述鸠尾穴的操作："角度，两手抱头，针尖略向下平直而进；深度针三至五分”等。

另外，上背部的一些穴位，如双侧的厥阴俞、心俞、督俞、肺俞以及左侧的譩譆、膈关等，这些穴位与心脏同的距离较近，当针刺损伤肺脏之后，才有可能伤及心脏。

（2）病理因素　　正常人的心脏搏动有力，不易受伤。但体质瘦弱者，刺道较短，损伤的机会将增大。心脏有病变时，受到损伤的可能性则会明显增加。

当心肌有炎症时，由于炎性改变，心肌纤维变性、坏死等，心肌组织肿胀、松弛，心肌则易受到伤害；而心包有炎症时，心包的脏、壁层之间粘连较多，且发生增厚、钙化，心脏则被一个由纤维瘢痕组织构成的外壳所包绕，表面变得十分粗糙，亦易被毫针刺伤；而当某种原因导致心脏肥大或心包积液时，刺道变短，容易受伤，而且也增加了可能造成心脏损伤的穴位。

（3）操作因素

① 针刺深度：前胸壁比较薄，与心脏的距离较近，针刺过深容易刺伤。若病人体质瘦弱，或操作时按压过重，会使刺道变短，不必深刺，也易造成损伤。

② 针刺方向：前胸壁的穴位直刺或向内斜刺，或心脏投影区外的穴位不按操作规程进行施术，也易损伤心脏。如鸠尾穴针刺方向失误，刺伤心脏造成死亡。

③ 留针时间：毫针刺伤心脏后，随着心脏的自主性收缩与舒张，破裂口很快扩大，留针时间越长，损伤越大，后果越严重。

④ 穴位埋针：将针刺入体内后，不慎折断；或有意将针在体外的部分剪断，让针在体内存留。但这些断针常因人体活动而游走，致使发生心脏或其他脏器的损伤。对心脏的损伤，一般发生在断针之后很长时同；部分患者则在针刺后即时或较短时间内发生。

（4）其他因素　　个别病人原有较重的心脏疾患，因初次接受针灸，精神过于紧张，也有可能导致心脏损伤。这种情况较为少见。

【临床诊断】　心脏损伤多于针刺的同时或出针后不久即出现症状。表现为左胸部刺痛，呼吸困难，口唇紫绀，迅速出现呼吸暂停，四肢抽搐，导致昏迷而死亡。如果出血量大，心包被充填，则出现呼吸急促，面色苍白，烦躁，心音遥远，脉数而微弱。血压降低，脉压变小。X线示心影扩大，搏动微弱，心包饱满。

因于穴位埋针引起者，可突然出现左胸剧痛，呼吸困难，很快出现休克等。一般无先兆，并且与埋针时间可相距很远，故一时难以查找原因，而易造成误诊。

【处理方法】 心脏损伤的情形是极其危重的，应当争分夺秒，迅速抢救。

(1) 一旦发生心脏损伤，首先应立即出针，并进行急救措施。

(2) 为防止心衰，令病人绝对卧床，给予镇静剂、止血剂，人工呼吸或持续吸氧。使用强心剂、利尿剂。

(3) 出现休克时，对症处理。

(4) 若出血不止，在快速输血、补充血容量的同时，取手术治疗。

【预防措施】

(1) 谨慎取穴　在熟悉和掌握心脏投影区域的前提下，了解该区所涉及的穴位，做到心中有数，便于操作。

(2) 认真操作

① 把握针刺深度：心脏与前胸壁、后背部之间虽有一定距离，但若针刺过深，也会增加针刺损伤的可能性。

② 控制进针方向：前胸部穴位，应以向外斜刺为宜；后背部的则宜向脊柱斜刺或向下斜刺。鸠尾穴位于剑突下，宜斜向下刺0.3～0.6寸，不可向内上或左右方向刺入，以免损伤心、肝等脏器。

③ 熟练针刺手法：上述穴位进针时速度宜慢，手法宜轻，行针时以捻转为主，不可大幅度提插或捣针。

(3) 注意观察　留针期间密切注意观察病人的反应，嘱咐病人，不可随意改变体位，若有体位变化，应先将针退出。如果发生针尾部出现节律性的摆动，或随呼吸、心跳而有轻微跳动时，应立即出针。

(4) 切忌隔衣针刺，避免穴位活体留针，一旦发生穴内折针应及时处理。

【病案举例】

某女，19岁，患精神分裂症，于1970年3月21日入院，每日针灸1次。3月28日下午3时针刺鸠尾穴时，医生取2寸针在剑突下0.5寸处垂直进针，再向胸骨正中线平刺 1 寸，用 G—6805 治疗仪通电，连接曲池和鸠尾穴针柄，见鸠尾穴针跳动明显。数分钟后病人忽然尖叫一声，头后仰，眼上翻，呕吐，迅即拔针，见已紫绀，呼吸心跳均已停止。经开胸按摩心脏，心跳呼吸先后恢复，但仍持续昏迷。终因肺部严重感染于 4 月 17 日死亡。

讨论：本例针刺鸠尾穴在垂直进针后又向上平刺入心脏，加上通电的刺激，心脏迅速破裂而死亡。

来源：刘信基. 4 例针灸治疗精神分裂症的意外事故. 精神疾病杂志，1981,(5)：317

4.3.2.7　肝脏损伤

从临床报道中可以看出，针刺导致单纯性肝脏损伤较少，往往同时合并胆囊的损伤。古代早有关于针刺伤及肝脏的论述，如《灵枢・诊要经终论》谓："刺中肝，五日死"，说明针刺伤及肝脏后果之严重性。

【生理解剖】　肝主要位于右季肋区和腹上区，只有小部分延伸至左季肋区，大部分为肋弓所覆盖，仅在腹上区左、右肋弓间露出，并直接接触腹前壁。肝的上界与膈穹窿一致，在右腋中线上，起自第 7 肋，自此向左，在右锁骨中线平第 5 肋，在前正中结越过胸骨体和剑突结合处，至左锁骨中线止于第 5 肋间，肝的下界与肝前缘一致。起自右肋弓最低点，沿右肋弓下缘向左上行，至第 8、9 肋软骨结合处离开肋弓，经剑突下 3～5 cm 斜向左上，至左肋弓第 7、8 肋软骨结合处进入左季肋区，连上界左端。

在成人腹上区剑突下 3～5 cm 范围内，可能触及肝的前缘，但在右肋弓下缘一般不应触及。因此，在成人肝上界位置正常的情况下，如在右肋弓下触及时，则认为有病理性肿大。在小儿肝下缘位置较低，露出于右肋弓下属正常情况。

【发生原因】

(1) 穴位因素　　从肝脏的解剖位置分析，容易伤及用肝脏的穴位有鸠尾、巨阙、上脘、中脘以及右侧的期门、日月、章门等。曾有报道针刺鸠尾、上脘、中脘穴，刺伤肝左叶致腹腔内出血案例。

(2) 病理因素　　正常情况下肝脏于右肋弓下不能触及，当肝脏因某种原因造成肿大，能够引起肝脏损伤的穴位也相应增多。肿大的程度越大，涉及的穴位也越多。针刺时稍有不慎,即能刺伤肝脏。

病理状态下的肝脏组织,其实质也有较大变化,如细胞变性、表面粗糙、组织变脆等,更增添了针刺损伤的系数。如果发生肝硬化、肝细胞变性、坏死、新生并伴有弥漫性炎症及结缔组织增生,致使肝脏变硬,针刺误刺可能导致肝脏破裂。

(3) 操作因素

① 针刺过深:于上述穴位直刺或深刺。

② 手法失当:采用较强的提插、捻转等手法刺激肝区周围穴位。

【临床诊断】

(1) 症状　损伤较轻、出血量少时,可于针刺以后或更长时间出现症状,仅有肝区胀痛,或向背部放射。损伤较重者,或针刺导致多处损伤,肝脏破裂,出血量大及胆汁外溢。表现为针刺时或出针后腹部剧烈疼痛,呼吸困难,口唇紫绀,烦躁不安,随着出血不断增加,很快进入休克。

(2) 体征　轻者一般无明显的腹膜刺激征,或仅有压痛,触诊时肝脏肿大。重者出现全腹壁紧张,广泛的压痛、反跳痛,腹壁反射可消失。右腹叩诊有移动性浊音。X线示肝区阴影可增大,膈肌升高,化验检查示血红蛋白、红细胞总数明显降低,呈贫血状态。腹部穿刺可见血性液体。

【处理方法】

(1) 首先让病人卧床休息,避免不必要的活动,配合镇静剂、止血剂。

(2) 应用保肝药,严格控制饮食,密切注意观察,防止病情加重。

(3) 一旦发生休克,立即对症处理并予以输血、补液等。休克控制后进行手术,切除坏死组织,清除积血与胆汁等。

(4) 必要时配合抗生素。

【预防措施】

(1) 慎重选择穴位　针灸治疗前,应详细询问病史及体检,如有肝病既往史及查体肝脏肿大者,应避开肝区穴位,或仅浅刺、平刺穴位的体表,以免刺伤肝脏。另外,如遇性质未明的上腹部痞块,不可随意乱刺,应避开浅刺。

(2) 保持一定体位　肝区穴位针刺时,宜选仰卧位或左侧卧位,便于患者腹肌放松,方便医者进针,减少意外的发生。

(3) 严格进针规则　　腹部、右季肋部的穴位应向下斜刺或沿肋间隙向外斜刺，深度在腹膜壁层以外。进针或留针时，病人感觉有明显疼痛时，则应将针向外退。

腹部各层的针感各具特点，如针尖到达肌层时，可有沉重感，该层较易出现酸胀，若病人感觉腹部疼痛，则可能已达腹膜壁层，针尖下也会出现轻微的阻挡感，此时应当将针向后稍退，仅以小幅度的提插捻转手法行针。

(4) 避免手法过重　　肝脏投影区的穴位，手法宜轻，切忌大幅度提插乱捣。

【病案举例】

姜某，女，20岁，因食后胃痛行针灸治疗，在腹部针3处(鸠尾穴、中脘、天枢)，留针期间，患者感腹部剧烈疼痛，逐渐加剧，呈全腹弥漫性持续疼痛，呼吸困难，口渴，恶心。患者曾于1960年患无黄疸型传染性肝炎。

检查：面色苍白，烦躁不安，全腹稍隆起，剑突下有1针孔，无溢血及血肿。全腹壁紧张，有广泛的压痛及反跳痛，腹肌反射消失。血压10/8 kPa，白细胞15×10^{9}/L，中性82%，淋巴18%，红细胞2.0×10^{12}/L，血红蛋白53×10^{9}/L，出凝血时间均正常，血小板25万，腹腔穿刺抽出鲜血。

立即剖腹探查，见腹腔内积有鲜血，肝在剑突尖下2 cm，质地柔软，表面光滑。腹腔内血液清拭后发现肝左叶(即剑突下)有0.2×0.3 cm的出血灶，鲜血溢出。充分止血缝合。术后经输血、补液，控制感染及保肝经物治疗，1月后痊愈出院，复查情况良好。

讨论：本例针刺过深，刺伤肝脏，出血不止，造成休克状态和腹膜刺激征，病势凶险，及时抢救后恢复健康。

4.3.2.8　脾脏损伤

脾脏由于其生理、病理特点，在腹腔脏器中极易受到伤害。如《素问・诊要经终论》所述“中脾者五日死”及《刺禁论》中“脾脏，十日死，其动为吞”等。尽管各种说法的死亡时间不相同，但却说明损伤脾脏有很大的危险性，临床上脾脏因各种原因导致的损伤十分常见，针灸疗法操作不当所致的脾脏损伤也不例外，给病人带来不必要的痛苦，应引起针灸工作者的高度重视。

【生理解剖】　正常的脾脏位于左季肋区，呈蚕豆形，在第9～11肋深面，其长轴与第10肋相一致，在左肋弓下不能触及脾脏。其外侧凸面与膈肌相接触被胸壁所保护，内侧凹面与胃相接，被脾膈韧带、胃脾韧带及结肠皱襞所固定。正常脾为暗红色，质软而脆，若受暴力打击容易破裂。脾脏是一储血器官，当机体急需时，脾脏可将其储存的血液送入血液循环中。

由于脾脏在体表投影区无经穴分布，又有胸壁做保护，通常情况下，针刺伤不了脾脏。

【发生原因】

(1) 病理因素　虽然脾脏在正常情况下针刺不能为针刺所伤，但如果脾脏因四周韧带发生松弛，脾脏则可移动到肋缘下；也可因各种原因引起脾脏发生肿大，常见于疟疾、黑热病、吸虫病等，脾脏体积增大，向上伸展，抬高膈肌，向下伸入左上腹，严重者其下界可抵达盆腔内或进入右腹腔。

增大的脾脏游动程度低于正常，脆性明显增加。脾肿大后，体表涉及的穴位亦相应增多。如左侧邻近的章门、京门、腹哀等穴以及腹部的其他穴位，针刺时刺伤脾脏的机会就大大增加。

(2) 操作因素

① 针刺过深：脾脏肿大时，有关的穴位如果过度深针入脾，而且留置不出，肿大的脾脏因随膈肌呼吸运动而上移动，致使深入脾脏之毫针部分使裂口一再增大，导致无法制止的内出血。

② 行针失宜：在操作中，大幅度的提插、捻转等手法，亦是造成脾脏破裂的常见原因。

(3) 其他因素　在深刺过程中，常因疼痛或咳嗽等原因，使呼吸加深，脾脏随膈肌运动而增大活动幅度，这样也会增加或加重脾脏的破裂机会，由于脾脏是腹腔内遇到外力最易受伤破裂的脏器，因此可以初步判定，脾脏破裂本身并不受其体表穴位的限制，但只要脾脏发生肿大，在这个区域内的体表进行深刺，均有可能发生破裂。

【临床诊断】

(1) 轻证损伤较轻，一般无明显症状，或仅感左上腹不适或胀痛，在针刺部位可触有压痛、肿块。

(2) 重证损伤　损伤较重或多处刺伤。

① 明显的左上腹部剧痛，逐渐涉及全腹，仍以左上腹为重。

② 出血刺激膈肌，会放射至左肩部疼痛。

③ 出血刺激腹膜，出现弥漫性腹膜炎，症见腹肌强直，触痛，反跳痛，并有移动性浊音。

④ 出血过快、过多时出现休克表现：面色苍白，口渴，出冷汗，心悸，烦躁不安，呼吸急促，头目眩晕，甚至神志淡漠，血压下降，脉细数而微等。

⑤ 化验：红细胞计数、血红蛋白呈进行性贫血状，白细胞计数上升。

⑥ 超声检查：腹腔内有积液，脾脏增大。

⑦ X线检查：腹部透视可见左侧膈肌抬高，运动受限；拍片见脾脏阴影消失或变形。

⑧ 腹腔穿刺：抽出不凝固之血液即可确诊。

【处理方法】

(1) 轻者临床症状不明显，应卧床休息，避免不必要的活动。给予适当的对症治疗，并要严密观察半月以上，发生情况及时处理。因为该类损伤较轻，出血往往聚在被膜下形成血肿。然脾脏脆弱，损伤后易出血不止. 因此，病人于出血开始可无症状，或症状极轻微，但随着内出血增多，可以引起腹腔内大出血，转瞬进入休克状态，以致抢救不及而致死亡。

(2) 重者出现休克时，应先抗休克治疗。然后及时进行外科手术切除术。

【预防措施】

(1) 施术前应详细检查病人，了解有否脾脏肿大病史，以及肿大的范围。如有脾脏肿大，则应避免针刺脾脏投影区及其附近的穴位。

(2) 脾脏投影区的穴位宜向外斜刺，不可向内斜刺、深刺。当脾脏肿大时，投影区的穴位则须向外浅刺或平刺，针尖必须止于腹腔之外。

(3) 伴有剧烈咳嗽者，则应少取或不取投影区穴位。

(4) 手法宜轻柔，切忌捣针或大幅度提插。

(5) 若针下遇有阻力，可能已触及脾脏被膜，应立即向外退针，不能再向内深刺。

(6) 个别病人确有必要深刺时，则令病人于深吸气后，暂停呼出，速进速出，不留针。

(7) 在留针期间，针刺部位出现不适感时应即刻出针，并留下观察，发现情况及时处理。

(8) 腹部未确诊的痞块切忌深刺、重捣。

【病案举例】

(1) 庄某，男，35 岁。1963 年 4 月 6 日就诊。患者左上腹隐痛半年，疼痛加剧 3 天，现恶心呕吐，请某医生针灸治疗。于左上腹刺入 3 针，留针 10 分钟。无特殊不适，但起针后不久即感左上腹疼痛加重，并延及全腹，腹胀，口渴，心慌，呼吸困难。幼年曾患疟疾，经治疗而愈。

查体：血压 13/10 kPa，体温 37.9℃，脉搏 120 次/分，呼吸 22 次/分，面色及口唇苍白，急性病容，腹部稍膨隆，于左上腹部相当于梁门、腹哀、关门穴有一针眼，触诊全腹肌紧张，压痛及反跳痛。以左上腹为著，有移动性浊音。化验红细胞 3.5×10^9/L，血红蛋白 90 g/L，白细胞 20.0×10^9/L，中性 80%，淋巴 16%，酸 3%，单核 1%。

立即予以开腹探查，发现鲜红色血液，诊为脾破裂出血。于脾下部相当于梁门穴处有一针孔。切除脾脏，尽吸腹内余血约 900 ml。缝合腹腔，伤口一期愈合，痊愈出院。

讨论：本例脾脏肿大，下极达于肋缘下梁门穴附近，由于针刺过深而刺入脾脏内，且留针期间，脾脏随呼吸上下移动，针却因固定于腹部而致划成一伤口，由于脾组织脆弱，造成出血不止。

(2) 姚某，女，32 岁。1959 年 2 月 5 日就诊。30 年前曾患血吸虫病，左上腹出现一肿块，逐渐增大。1 周前因左上腹疼痛曾行针刺治疗，取穴分别在左上腹和剑突下，留针 10 分钟，出针后疼痛加剧，很快蔓延全腹，伴口干、心慌，诊为脾破裂，即刻给予抗休克治疗，并剖腹探查，吸出腹腔鲜血 1 000 ml，术中发现脾脏较正常者大 2 倍，左上腹有 1 孔，恰与脾脏破裂处相对，裂口长 1.5 cm，深 0.8 cm，尚在出血。行脾切除术，手术经过顺利，痊愈出院。

讨论：本例患者因血吸虫病而致脾脏慢性肿大，此次针刺过深，造成脾脏破裂，出血不止。

4.3.2.9 肾脏损伤

针刺导致肾脏的损伤，古今皆有之。如《素问・诊要经终论》载："中肾者七日死”;《刺禁论》亦曰“刺中肾,六日死,其动为嚏”。现代临床上不断报道有关针刺伤及肾脏的案例,因此,在临床上应特别注意,时时小心,避免刺伤肾脏。

【生理解剖】 肾脏位于腹腔的后上部,脊柱两旁,腹膜之后。左肾上端平第 11 胸椎下缘,下端平第 2 腰椎下缘;右肾上方因有肝脏,而比左肾略低半个椎体的高度。左侧第 12 肋斜过左肾后面的中部,右侧第 12 肋斜过右肾后面的上部。临床上常将竖脊肌外侧缘与第 12 肋之间的部位称为肾区,当肾有病变时,叩击或触压该区,常可引起震痛或压痛。

【发生原因】

(1) 穴位因素 从解剖角度分析,肾脏偏于腹腔后部,前面有腹膜和腹腔脏器所遮盖,因此肾脏的损伤主要于背部穴位针刺时所造成。如意舍、胃仓、肓门、志室等穴引起肾脏损伤的可能性较大;而胃俞、三焦俞、肾俞、气海俞等穴,在一定程度上也有可能造成肾脏的损伤。

(2) 操作因素

① 针刺过深是造成肾脏损伤的主要原因。由于肾脏在腹后部,靠近脊背,所以上述穴位针刺时,若向外、外上或外下深刺,即朝向肾脏方向刺入,则易刺伤肾脏。

② 刺激手法太重,大幅度提插等,可以刺伤肾脏,或针已误中,因手法过重,而会加重损伤。

③ 留针期间病人随意改变体位,或有剧烈咳嗽等动作,也会造成或加重损伤。

(3) 药物因素 进行穴位注射时,由于药物浓度过高,针头刺入过深,触及肾的被膜或肾实质时,则可伤及肾脏,重者引起组织坏死。

【临床诊断】

(1) 轻证 肾脏实质轻微受到刺伤,仅小血管破裂出血。可无症状或有肾区的轻度疼痛。尿检可于镜下见有红细胞。

(2) 重症 因肾实质出现破裂或刺伤多个部位。

① 表现腰部疼痛,可扩散至肩背部,肾区压痛,腰肌强直。

② 出血于被膜中时可扪及包块;大量出血时见肉眼血尿,甚至发生休克。

③ 由于肾脏的破裂，尿液可外渗于肾周围，而形成肿块，可造成感染，而体温升高。

④ 出血严重时，血红蛋白下降，白细胞计数上升。

⑤ 必要时进行肾脏造影、X线拍片、同位素扫描及肾脏穿刺等，以协助诊断。

【处理方法】

(1) 轻者应绝对卧床休息，卧床时间要长，至尿中无红细胞，还要卧床1周以上。

(2) 保持安静状态，适当给予镇静、止血药物，可配合抗生素，防止感染，一般损伤即可愈合。但要注意观察，定时化验尿液，以了解病情状况。

(3) 损伤较重者，在严密观察下进行保守治疗。密切注意血压、脉搏、红细胞计数、血红蛋白、血尿等的变化，如若有加重趋势，应送外科手术。

【预防措施】

(1) 严格进针深度　在肾区以内的膀胱经穴位，以1同身寸内为安全深度。肾区附近的穴位，其针刺深度也不宜超过1～5同身寸。

(2) 控制刺入方向　膀胱经的肾区及附近穴位，应向下、向内(脊柱侧)斜刺，不可向外斜刺。

(3) 体会针下感觉　行针过程中，毫针穿过腰背肌膜层，突然抵抗消失，如落空感觉，表示针已入肾囊内，应将针向后退。针尖触及肾脏时，有如胶皮样的感觉。

(4) 谨慎穴位注射　必须进行穴位注射时，应选择刺激性较小的药物，浓度过高时，宜先稀释再注射。推药前还须先回抽一下，无回血时方可将药液注入。

【病案举例】

于某，男，30岁，因左侧腰痛10天，于1988年3月20日行针灸治疗5次，取穴为肾俞、志室。末次治疗后5天，感左侧腰疼痛加重，发热，检查发现左腰部有一肿块，诊为肾周围炎，经治疗病情好转。

1周后出现寒热、腰痛且小便频数，逆行造影见左肾略向外下方移位，次日又行肾穿刺，抽出陈旧性血液300 ml。3天后体检，左肾区肿块重又出现，较未穿刺前稍小。2 日后进行左肾探查，见肾后面偏下部有一裂口，长约 7～9 cm，深约 0.6～1 cm，出血已停，肾被膜内尚潴留约 140 ml 陈旧性血液，肾周围粘连较重。行左肾及周围被膜一并切除，10 天后痊愈出院。

【讨论】

本例因针刺过深，刺伤肾脏，引起出血和炎性反应。

4.3.2.10　胃腑损伤

在腹腔脏器中，胃腑是较少受到针刺损伤的，即使发生较小的刺伤，因胃的肌肉收缩能力较强而可以闭合。虽然如此，有时针刺也会导致胃的严重伤害，甚至引起胃穿而致腹膜炎的发生。

【生理解剖】　胃是腹腔中的空腔器官，其位置、形状和大小随内容物多少而有不同。胃充满到中等程度时，约 3/4 位于左季肋，1/4 位于腹上区。贲门部较为固定，约在第 11 胸椎的左侧，幽门约在第 1 腰椎的右侧。胃底与膈、脾相贴。胃前壁的右侧部被肝左叶遮盖；左侧部则被膈和左肋弓所掩盖；而中间三角形区域的胃前壁直接与腹前壁相贴，常作为胃的触诊部位。胃的后壁邻接胰和左肾等。胃的位置可因胃内容多少或邻近器官的影响有所改变，如胃在特别充满时，可下垂至脐下。

胃的血液供应十分丰富，如有主动脉的分支胃左动脉，肝总动脉的分支胃右动脉、胃十二指肠动脉、胃网膜右动脉，以及脾动脉的分支胃网膜左动脉和胃短动脉等。

【发生原因】

(1) 穴位因素　　由于胃的生理特点，使胃的形态、位置和大小在不断变化，饱食、胃下垂与饥饿时胃有很大差别，而使其体表投影所涉及的穴位范围有所不同。容易引起胃的损伤的穴位有上脘、中脘、建里、下脘和左侧的承满、梁门、关门等。胃下垂或饱食时还有些穴位可能引起胃的损伤，如左侧的太乙、滑肉门、天枢及腹哀、大横等。

(2) 病理因素　　慢性胃炎、胃部肿瘤、溃疡时，其组织结构出现病理性改变；胃下垂时，胃壁肌肉松弛，收缩能力下降；各种原因引起胃扩张时，胃的体积增大，胃壁变薄，内压升高，弹性降低。在这些情况下，针刺上述穴位稍有不当，就有可能刺伤胃壁，甚或引起穿孔、破裂、腹膜炎等病变。

(3) 操作因素

① 针具失宜：选用粗针、长针治疗胃肠疾病，所造成胃的刺伤肌肉收缩不易弥合，严重时可以穿透胃壁。如果针具较细，则不仅容易刺伤脏器，还由于腹腔脏器的移动性、病人随意改变体位等易造成弯针、滞针甚或断针的发生。

② 手法太重：腹膜的脏层、壁层之间虽有浆液润滑，但较大幅度的提插，则会刺伤胃壁，或加重损伤的程度，导致穿孔引起腹膜炎。

【临床诊断】

(1) 轻证　损伤较轻，穿孔极小。由于胃壁的肌肉具有较强的收缩能力，内层黏膜厚而且可以游动，可将穿孔闭合。特别是在空腹状态下，胃内容物不会流出，因而症状仅于局部出现，如上腹部疼痛或不适，轻度恶心、食欲下降，有局限性压痛等。若穿孔于饱食后，但流出物迅速被大网膜包绕或覆盖，临床表现也不甚严重。

(2) 重证　损伤较重，穿孔较大，或多个穿孔，尤其是于饱食或胃发生扩张时。胃内容物迅速大量涌出，导致腹膜炎产生，还可伴有出血。表现为腹痛剧烈，严重呕吐，呕吐物为食物并且带血，腹式呼吸消失，腹部压痛、反跳痛，腹肌紧张，以上腹部为著，肠蠕动减弱或消失，肝浊音界消失，或有移动性浊音。进一步发展，可出现休克。化验：白细胞计数明显升高，中性偏高，红细胞、血红蛋白因出血多少而发生变化。X线：膈下有游离气体，腹部可有小的液平面。

【处理方法】

(1) 轻者应卧床休息，控制饮食，给予对症处理。

(2) 胃内容物有少量流出，引起局限性感染时，则应禁食、胃肠减压、输液、输血、选用抗生素、镇痛剂以及针刺、中药等治疗。并注意观察，防止意外发生。

(3) 穿孔大、引起全腹膜炎甚或发生休克时，应及时进行外科手术治疗。

【预防措施】

(1) 选择适宜针具　腹部针刺时，不适宜应用较长或较粗的针具，仅以能取得疗效为限，火针针刺腹部时应特别小心。

(2) 谨慎选取穴位　饱食后或胃扩张时针刺，腹部穴位少选或不选，可以四肢远端穴位进行治疗。对既往有腹部手术史者,在手术切口附近最好不予进行针刺。

(3) 严格进针深度　胃部的穴位可采取直刺或微向下斜刺,以不穿过腹膜壁层为宜。具体深度因人而有差别,尤其是体质虚弱、胃下垂者,要注意掌握针刺的深度,针刺宜浅,针尖向下斜刺为安全。对体态臃肿者,针刺深度可适当放宽,但也不可掉以轻心,因此类病人腹壁肌肉、脂肪过厚,针下手感体会不太明显。

(4) 采取合适体位针刺胃部的穴位以仰卧位为宜。这时病人不易紧张,腹肌能够放松,胃肠等腹部脏器也易向四周滑动;同时医生针刺方便,便于体会针感,把握针刺的深度。

(5) 认真进行操作

① 腹部穴位进针前与进针的同时,应以押手在腹壁上轻轻触拍,给予腹部脏器一轻微的刺激,使之向四周滑开,减少损伤机会。

② 针刺时手法不宜过重,切忌重插或捣针。

【病案举例】

林某,男,25 岁,因饱食后疾行致胃脘部疼痛,而针刺中脘、内关等穴,留针 20 分钟时,患者感腹部疼痛剧烈,急出针,疼痛继续加重。

查体:屈曲位,腹式呼吸消失,腹肌紧张呈板状,有明显的压痛和反跳痛,肠鸣音消失,肝浊音界未叩出,无移动性浊音。X 线腹部平片:双膈下游离气体,左上腹见多个小液平面。诊为胃穿孔并腹膜炎。

入院后急行剖腹探查,术中见胃与肠均胀气,胃小弯处有 5×6 cm 的血肿,穿孔已被大网膜覆盖。予以缝合,并置引流条。住院 18 天痊愈出院。

讨论:本例患者因饱食后胃内容物较多,胃内压增高而使针刺容易刺伤胃,造成胃穿孔并腹膜炎。

4.3.2.11　胆囊损伤

由于针刺不当,损伤胆囊,古代医家早有论述,如《素问·刺禁论》谓:"刺中胆,一日半死,其动为呕。"现代文献也有多例报道,可见针刺损伤胆囊并非少见,而且胆囊穿孔后,胆汁溢出,易引起胆汁性腹膜炎,处理不当,还会造成严重后果。故应引起针灸医师的注意,尽量减少损伤的发生。

【生理解剖】 胆囊呈鸭梨形，体积较小，长约 7～9 cm，宽约 2.5～3.5 cm，表面圆滑，具有一定张力。位于肝右纵沟前部内，上面借结缔组织与肝结合，下面由腹膜复被，有贮存和浓缩胆汁的作用。胆囊从前向后可分为胆囊底、胆囊体、胆囊颈和胆囊管四部。胆囊底为突向前下的膨大盲端，常在肝前缘处露出，其体表投影相当于右侧腹直肌外缘与右肋弓（相当于第 9 肋软骨水平）相交处，当胆囊发炎时，此处可有压痛。

【发生原因】

（1）解剖因素　从胆囊解剖位置分析，胆囊受到损伤的可能较小，但胆囊底部无腹膜包裹且又突向前下方，所以该处的穴位如右侧的期门、日月、不容、承满等比较容易造成胆囊损伤。

（2）病理因素

① 由于胆囊的炎症、胆囊内异物、胆囊肿瘤或胆道的梗阻等，使胆囊内胆汁淤积，胆囊体积增大，胆囊表面粗糙，或因腹部手术，引起胆囊与手术切口处的腹膜粘连，使原有的弹性和张力降低，相应地增加针刺损伤的机会。

② 胆囊肿大后，内压明显增加，一旦被刺中，穿孔处不易闭合。

③ 肝脏肿大也可使胆囊随之下移。

胆囊增大或位置的下移，会使胆囊体表投影发生变化，从而使能导致胆囊损伤的穴位也相应增多。如梁门、中脘等穴可以导致胆囊体或底部的贯通性损伤。

（3）操作因素

① 针刺过深。为获得较好的针感，有时将针刺得过深，而易刺伤胆囊。尤其胆囊肿大者，更是发生意外的主要原因。

② 应用捣针法，在一定范围内多处受伤，均易增加穿孔的可能性。

③ 针具较粗或过长，也易造成胆囊穿孔。

④ 定位不准，取穴失当，也有引起针刺损伤胆囊的可能。

【临床诊断】

（1）针刺刺伤胆囊，多发生在胆囊底部，少数刺破胆囊体部，或刺破一侧胆囊壁。多为穿孔，也有造成贯通性损伤的。

（2）针刺损伤胆囊使胆汁外溢，引起不同程度的胆汁性腹膜炎产生。腹膜炎因穿孔的大小、胆汁外流的多少、以往胆囊是否病变以及病人体质情况的不同,临床症状有所区别。

(3) 损伤较轻者,可仅有上腹部痛,压痛,恶心,呕吐等。多在针刺后数小时或更长时间出现症状。

(4) 损伤较重者,有腹膜炎的表现,为拔针后突然发病,右上腹剧烈疼痛,压痛明显,腹肌强直,反跳痛,可迅速或逐渐遍及全腹,与一般性腹膜炎体征相同,但体温一般不升高。由于溢出胆汁的化学性刺激,使腹膜渗出大量液体,严重者可很快出现休克及毒血症。

(5) X线:膈下无游离气体,右侧膈肋角运动迟缓,可与消化道穿孔相鉴别。

(6) 腹腔穿刺可抽出淡黄色胆汁样液体。

【处理方法】 根据发病原因、炎症范围及全身状态,采取保守疗法或手术治疗。

(1) 轻证　宜卧床休息,给予镇静、止痛、清热解毒之中西药物,或禁食、胃肠减压,静脉输液补充水,调节酸碱平衡等。

(2) 重证　全身情况较差,出现休克等,或保守治疗未见好转者,应立即手术,手术以胆囊摘除为好。因修补术后,由于胆囊内压力增加,仍有可能使胆汁沿针孔或线孔溢出;若病情危笃不宜切除者应行胆囊造口术。

【预防措施】

(1) 注意选穴　针刺前详细询问病史,进行腹部检查,胆囊肿大时,局部不宜针刺,必须针刺时,则以不深入腹腔为限度。

如果既往有腹部手术史,最好不选在手术切口附近进行针刺。

(2) 慎重操作

① 手法宜轻柔,不应过深过猛,或反复捣刺。

② 留针时间不宜过长,嘱患者保持体位,不可随意变换。

(3) 针具适宜　腹部针刺时,宜选用较细的针具,长度在1～1.5寸之间。另外,慎用火针刺腹部。

【病案举例】

(1) 孔某,男,17岁,因右上腹反复疼痛20余小时,伴恶心、呕吐酸水由某医治疗，以火针刺入中脘、天枢、期门穴，出针后感右上腹持续性剧烈疼痛，并逐渐扩散至全腹，呕吐胃内容物。

体检：体温 36℃，脉搏 82 次/分，血压 15.7/10 kPa。心肺(—)，全腹肌紧张，压痛、反跳痛，肠鸣音消失，无移动性浊音。右下腹穿刺抽出透明黄色胆汁样液体，镜检：白细胞 2.0，红细胞 1～2。腹部 X 线透视膈下无游离气体。化验：白细胞 15.2×10^9/L，中性 83%。诊断为胆汁性腹膜炎。行胆囊切除术，伤口一期愈合。

【讨论】

本例因火针刺入过深过猛，直接造成胆囊穿孔。

(2) 赵某，男，56 岁，1964 年 11 月以右上腹持续剧痛 5 小时入院。患者于 5 小时前饭后，上腹部疼痛，服药(不详)未奏效，约 2 小时腹痛转移至右下腹，呈持续性剧痛，恶心、呕吐 1 次。

查体：体温 38.2°，脉搏 100 次/分，血压 18.7/12 kPa，痛苦外貌，无明显脱水。腹部平坦，腹式呼吸减弱，未见明显包块，全腹压痛，以右下腹麦氏点较剧，伴腹肌紧张，反跳痛(+)，肝浊音界存在，无移动性浊音，肠鸣音弱。化验：白细胞 14.5×10^9/L，中性 86%。腹部 X 线透视未发现膈下游离气体及气液平面。诊断：急性阑尾炎穿孔合并局限性腹膜炎。

手术探查：于右腹直肌旁切口，入腹腔即有淡黄色液体溢出。阑尾正常，切口向上延长，胆囊肿大，表面光滑，炎症不明显，胆囊底有针尖大小穿孔，仍有胆汁溢出。询问其家属，回答发病后 1 小时左右曾针刺过腹部，即确诊为针刺所致穿孔，行胆囊造瘘，术后 3 周痊愈出院。

(3) 赵某，男，56 岁，1964 年 11 月以右下腹持续剧痛 5 小时入院。患者于 5 小时前饭后，上腹部疼痛，服药(不详)未奏效，约 2 小时腹痛转移至右下腹，呈持续性剧痛，恶心、呕吐 1 次。

查体：体温 37.5℃，脉搏 90 分/次，血压 18.7/12 kPa。痛苦外貌，无明显脱水。腹部平坦，腹式呼吸减弱，未见明显包块，全腹压痛，以右下腹麦氏点较剧，伴腹肌紧张，反跳痛(+)，肝浊音界存在，无移动性浊音，肠鸣音弱。化验：白细胞 12.0×10^9/L，中性 88%。腹部 X 线透视未发现膈下游离气体及气液平面。诊断：急性阑尾炎穿孔合并局限性腹膜炎。

手术探查：于右腹直肌旁切口，入腹腔即有淡黄色液体溢出。阑尾正常，切口向上延长，胆囊肿大，表面光滑，炎症不明显，胆囊底有针尖大小穿孔，仍有胆汁溢出。询问其家属，回答发病后 1 小时左右曾针刺过上腹部。即确诊为针刺所致穿孔，行胆囊造瘘，术后 3 周痊愈出院。

讨论：针刺刺伤胆囊底部，引起急性胆汁性腹膜炎，但因术前病史采集不详，诊断有误，手术切口有偏差。

来源：吴大鹏，等. 针刺导致胆囊穿孔合并胆汁性腹膜炎 2 例报道. 陕西中医，1981，增刊：44

4.3.2.12　肠道损伤

肠道损伤古代记载较少，但现代却不断发生。肠道被刺后，一般仅引起腹部的炎症，结局不甚严重；然而若损伤过重，也能导致某些严重并发症的出现，以致最终因抢救不及而死亡。临床上必须小心从事，不能以所谓“腹如井”的想法作为指导思想。

【生理解剖】　小肠包括十二指肠、空肠和回肠三部分，长度的伸缩性极大，十二指肠与空肠的交界处位于横结肠系膜根部，第 2 腰椎左侧，空肠和回肠全部在腹腔内。小肠系膜含有丰富的血管、神经和淋巴组织，小肠的主要功能是消化和吸收。

结肠分盲肠、升结肠、横结肠、降结肠和乙状结肠，升结肠和降结肠仅在其前面和两侧有腹膜覆盖，后壁无腹膜，当后壁受外伤穿破时可引起腹膜后感染。盲肠、横结肠和乙状结肠具有系膜，流动性较大。其主要功能是吸收水分和储存粪便。

当小肠或结肠被针刺中穿孔时，其内容物流入腹腔内，引起化学性刺激和细菌性感染，导致腹膜炎的发生。

【发生原因】

(1) 穴位因素　　针刺腹部穴位，如能掌握进针深度，加之肠管外壁坚韧光滑，富有弹性，能在一定范围内自动回避，一般不易刺伤肠道。且由于毫针细小，肠管内压较低，即使针误伤肠管后，伤口也易被周围的淋巴液、纤维素性渗出物、大网膜以及肠管壁自身的弹性而封闭，在临床上可无症状或症状较轻。但无止境的深刺则易刺透肠壁，造成肠管内气体顺针孔外溢至腹腔，这种情况较多见于肠管的病理状态下。

(2) 病理因素　当肠管发生病变时,如肠扭转、肠痉挛、肠道炎症、肿瘤等,肠管扩张,肠道内积存大量液体或气体,表面张力增高,肠管移动度明显缩小,针刺入腹膜对则易刺入肠管。

在肠梗阻时,梗阻部位以上的肠腔积液,肠管内积气显著,肠管膨胀,内压明显升高,胀气的肠管越长,压力越大,以致该胀气肠管填充了整个腹腔,针刺入腹腔时,肠管已无移动的余地,导致针刺入肠管。

在肠管膨胀、内压增高时,虽选用极细的针具,刺伤膨胀的肠壁,因肠管内压力甚高,肠管壁变薄、水肿、淤血、组织变脆,通透性增加,即使不刺透肠管,肠内容物及细菌也可渗入腹腔,引起腹膜炎,最后因缺血而变性坏死。在这种条件下,当针刺损伤肠管后,针孔不仅不封闭,且有扩大的可能,以致肠管内积聚的液体和气体溢于腹腔内,引起腹膜炎的发生。严重者可因误入肠管的针具拔出时将肠内细菌带至腹腔内,导致菌血症,因昏迷、衰竭而死亡。

(3) 操作因素

① 针刺失宜:所选针具较粗且长,可导致肠壁多处受到误刺。也有使用火针刺入腹壁,因用力过重,刺入肠管,由于火针能将针孔灼伤,故即使针孔再小,也不易自行封闭。

② 刺入过深:有时因腹壁松弛或腹肌紧张,给进针带来一定的困难,只有强力刺入,过度的用力不易控制,将针刺入腹腔,而由于惯性作用,当肠管不及避开时刺入的针尖已刺伤肠管或其他内脏。

③ 反复刺激:针刺入腹后,反复大幅度地提插捻转,可使已经受伤的肠管多处穿孔,加重病情。

【临床诊断】　根据穿孔的大小、流出物的多少,腹膜炎出现的时间有迟有速,临床症状有轻有重。

(1) 轻证　因穿孔较小,内容物流出较少,发病较缓,临床症状轻微,或有腹痛,但不甚剧烈并较局限,无明显的腹膜刺激征。

(2) 重证　穿孔较大或多处穿孔,大量内容物从穿孔处流出,若同时伴有腹腔脏器的其他病变时,临床表现更为严重。迅速出现持续性剧烈腹痛,不能忍受,常因深呼吸、咳嗽、转动身体等而加重疼痛,致使病人蜷曲而卧,疼痛自穿孔破裂处开始，迅速延及全腹。伴恶心呕吐，发热，进一步发展，则会出现高热、大汗、口干，后期全身衰竭，面色灰黄，皮肤干燥，四肢发冷，呼吸急促，脉微细而数，体温下降，血压下降等中毒性休克的表现。腹部体征表现为腹式呼吸减弱或消失，伴有明显腹胀，腹部压痛，反跳痛，腹肌紧张，肝浊音界缩小或消失，肠鸣音消失，移动性浊音。X线检查可见大、小肠普遍胀气和多数小液平，膈下有游离气体，诊断困难时可行两侧下腹部穿刺抽液以助确诊。化验检查：白细胞计数增高，若病情严重或机体抵抗力低下，则白细胞计数不高而仅中性升高。

【处理方法】

(1) 轻证　腹膜炎症状较轻，其他情况不太差，感染局限时，可在严密观察和做好手术准备的情况下，采用保守疗法。卧床休息，给予禁食、胃肠减压、输液、输血、选用抗生素以及针刺、中药、镇痛剂等治疗。

(2) 重证　病人出现弥漫性全腹膜炎，或伴绞窄性肠梗阻、有休克表现，或经保守治疗病情无好转时，应立即采取手术处理，切除坏死的肠段，清理腹腔内异物等。

【预防措施】

(1) 一般情况下，针刺腹部的穴位深度以刺入腹壁各层，不进入腹腔为限度。

(2) 腹部针刺，最好不选用火针和长针。

(3) 胃肠道有病变或出现急腹症时，不用或慎用腹部穴位，选取其他部位的穴位进行治疗。必须选用时，针刺要浅，手法宜轻，少提插捻转，留针时间要短。

【病案举例】

(1) 程某，女，42岁，因腹部绞痛1天于1971年11月17日就诊，诊断为肠痉挛，行中脘、天枢、上巨虚穴针刺治疗。出针后感腹痛加重，并呈持续性阵发加剧，伴恶心、呕吐，不排便。

查体：体温38℃，脉搏86次/分，呼吸27次/分，血压17/9 kPa。急性痛苦面容，心肺(一)，腹部平坦，无肠型和蠕动波，全腹中等度肌紧张，压痛及反跳痛明显，肝脾未触及，叩诊呈鼓音，无移动性浊音，肝浊音界消失，肠鸣音减弱。化验：血红蛋白 130 g/L，白细胞 15.0×10^{9}/L，中性 88%，淋巴 12%，诊断：化脓性腹膜炎。

入院后立即行剖腹探查术。术中见腹腔内充满黄色浑浊液体。有粪臭味，吸出约 890 ml；回肠中段见一小孔，周围肠壁覆盖黄白色脓苔，将孔缝合，置放引流，关闭腹腔。出院诊断：肠穿孔并化脓性腹膜炎。

讨论：本例患肠痉挛，肠管蠕动减弱，难以自行躲避，针刺过深而刺破肠壁，使肠管内容物流入腹腔。

(2) 康某，女，35 岁，因上腹部疼痛，而行中脘、足三里穴针刺，针后略有腹部轻度疼痛。当针第 10 次时，感腹痛难忍，伴发热、呕吐而于 1983 年 4 月 28 日收入院。

查体：体温 38.9℃，脉搏 86 次/分，血压 17/9 kPa，急性痛苦病容，腹部无隆起，无肠型及蠕动波，剑突下可见多个针刺痕迹，全腹压痛，反跳痛明显，肌紧张如板状，肝浊音界消失，未及肠鸣音。胸腹部 X 线(—)。

急行剖腹探查术，见左侧横结肠多处穿孔坏死，漏出大量结肠内容物，相应横结肠系膜多发脓肿，腹膜后见一 6.0×4.7 cm 大小的血肿。遂行左半结肠切除，横—直结肠吻合造瘘，安放引流管，痊愈出院。最后诊断：针刺致腹腔脏器损伤，全腹膜炎。

讨论：该患者因针刺过深，引起横结肠广泛穿孔坏死。

(3) 朱某，男，49 岁，因肠蛔虫致肠梗阻腹痛 1 天，于 1977 年 4 月 25 日就诊。取穴：关元、天枢，以火针治疗。出针后全腹疼痛剧烈，伴恶心呕吐。

检查：全腹肌紧张，有压痛。手术时发现回肠上有一圆形针孔，边缘有灼迹，与体表天枢穴之火针孔相应，行手术修补加腹腔引流术，痊愈出院。

讨论：火针损伤组织较为严重，本例患者原系肠梗阻，肠管胀气已十分明显，即使一般针刺深度，也易损伤肠管。

4.3.2.13 膀胱损伤

有关针灸不当引起膀胱的损伤，目前为止报道较少，但古代早有记载，如《素问·刺禁论》谓："刺少腹中膀胱溺出，令人少腹满"，说明已发生过该类案例。

【生理解剖】 空虚的膀胱近似锥体形，可分为尖、底、体三部。膀胱尖细小，朝向前上方。膀胱底朝后下方，近似三角形，其上外侧角有输尿管末端穿入膀胱内。膀胱尖和膀胱底之间的部分为膀胱体。膀胱各部之间无明显界限，当膀胱充盈时似卵圆形。

成人膀胱位于骨盆腔内，在耻骨联合的后方。当膀胱空虚时，膀胱不超过耻骨联合上缘，充盈时，则有不同程度上升，极度充盈时，可高出耻骨联合上缘。膀胱底在男性，直接与精囊腺及输精管末段接触，再向后邻接直肠；在女性，与子宫和阴道邻接。膀胱下方，男性邻接前列腺，女性邻接尿生殖膈。

【发生原因】

（1）穴位因素　从解剖学角度分析，只有当膀胱充盈时，亦即膀胱高出耻骨联合上缘时，针刺才可能刺伤。另外，由于小儿的膀胱平素即高出骨盆上方，贴近腹前壁，因而较成人更易受到刺伤。容易导致膀胱损伤的穴位有：曲骨、中极、关元、水道、归来等。

（2）操作因素

① 针具失宜：由于选择的针具过粗过长，易伤及膀胱。

② 针刺过深：刺入过深，或恰值膀胱充盈时，则易刺伤膀胱底部。

③ 手法过重：行针时反复提插捻转，也易引起膀胱损伤。

（3）病理因素　当尿潴留或其他因素引起膀胱过度胀大时，针刺时即易引起损伤。

【临床诊断】

（1）轻者刺伤较轻微，限于黏膜或肌层的损伤。可表现为下腹部疼痛不适与坠胀。

（2）重者膀胱壁被穿通或多处被刺，引起出血与尿潴留。表现为急性腹膜炎及血尿、排尿困难等。

【处理方法】

（1）轻者一般不用处理，多可自行痊愈。或采取必要的对症处理。

（2）重者应及时应用减止血剂、镇静剂、抗生素等全身治疗，并插入导尿管，引流尿液，减少尿液外渗。病情无法控制者，则需采取手术处理。

【预防措施】

（1）针刺下腹部穴位时，应首先让病人排尿。

(2) 针刺时,宜选取较细、较短的针具,手法不宜过重,尽量少用大幅度的提插、捻转手法。

(3) 针刺小儿下腹部穴位时,更应特别小心,进针采用斜刺或平刺,手法轻微,必须留针者,时间宜短。

(4) 对尿潴留等膀胱肿大的患者,下腹部穴位应当平刺。

【病案举例】

某男,因慢性肾小球肾炎于1964年12月10日入院。16日下午腹痛阵发性加重,实习医师给予腹部针刺,取穴天枢、关元、气海、足三里,针后加灸,腹痛略见缓解。至午夜腹痛加重,呈持续性疼痛,局限于下腹部,伴干哕,急请会诊,诊为腹膜炎,行剖腹探查,发现膀胱底部有一针孔与腹部关元穴相对应,并见有少量尿液溢出,经抢救治愈出院。

讨论:本例由于针刺过重,刺伤膀胱底部,引起腹膜炎。

4.3.2.14 脊髓损伤

针刺所致的脊髓损伤,古今均有发生。如《素问·刺禁论》载:"刺脊间中髓,为伛。"尤其是在六七十年代,有人一味提倡风府、哑门、大椎等穴深刺、重刺,用于治疗神经精神性疾病、脑血管疾病等,虽取得了一定的疗效,但也引起一些严重的后遗反应,给病人带来了不必要的痛苦。也有个别脊髓损伤致死的病例,应引起人们的高度重视。

【生理解剖】 脊髓位于椎管内,周围有椎骨、韧带等组织保护,上端在平齐枕骨大孔处与延髓连接,下端为脊髓圆锥,圆锥末端平齐第1腰椎下缘,新生儿平第3腰椎。

后正中线的督脉经穴,均在各椎体棘突下凹陷处。针刺时刺向棘突之间。

【发生原因】

(1) 穴位因素　　在督脉经穴中,较易引起脊髓损伤的穴位有哑门、大椎、陶道等。大椎穴在第7颈椎与第1胸椎棘突之间,深部相当脊髓胸段的1、2节水平,针刺过深,针尖可刺过黄韧带,进入椎管内的硬膜外腔、坚韧的硬脊膜,甚至到蛛网膜下腔内而刺伤脊髓及脊髓后动脉等,引起严重后果。

(2) 操作因素

① 针刺过深:督脉穴位于棘突间进针,项部的穴位依颈椎棘突的方向应

向上斜刺。若针刺过深，即可刺伤脊髓。

② 手法过重：在针刺过深，刺伤脊髓时，再加大幅度的提插捻转等操作手法，势必加重损伤。

③ 穴位注射失宜：穴位注射针头较毫针为粗，于项部穴进行注射时刺入过深，进入椎管，刺伤脊髓的损伤则较重。药物剂量过大、浓度过高、刺激性过强或推药速度过快过猛等，亦能造成脊髓损伤。

④ 针刺激过强：于上述穴位针刺后予以通电刺激，因电流过强，频率过快，或时间过长，即可伤及脊髓。

【临床诊断】

（1）一时性脊髓功能障碍　　脊髓损伤轻微，引起脊髓发生全部或大部分功能的短暂障碍，在组织结构上无明显变化。一般由穴位注射剂量过大、浓度过高、速度过快过猛或电针刺激所造成。可表现为在针刺之后，即刻出现一部分脊髓的暂时性传导功能障碍，如节段性感觉障碍（痛、温觉消失等，出现麻木）、运动障碍（一侧肢体软瘫、四肢瘫、截瘫等），或可伴有直肠与膀胱括约肌功能障碍（二便失禁、尿潴留等），生理反射可出现一过性消失，或深反射短暂性亢进。在1小时之内，症状逐渐恢复。脑脊液穿刺无病理改变。

（2）脊髓功能障碍（脊髓休克）　　脊髓损伤较重，出现一系列病理性变化，如脊髓组织的出血、水肿、软化，甚至坏死。一般多由针刺过深，刺伤脊髓组织所致，表现为在刺伤的脊髓节段以下，发生运动、感觉和植物神经系统功能（内脏功能等）的改变。可有完全或不完全的下肢截瘫，二使潴留和深浅感觉的迟钝或丧失。

脊髓休克现象可逐渐恢复。可出现深反射亢进，肌肉束状震颤，踝震挛，肌张力增加，弱阳性的病理反射，感觉可出现过敏现象等。

【处理方法】

（1）令病人卧床休息，以平板床为宜，尽量减少躯干的活动，轻症患者无须特殊处理。

（2）重者配合利尿剂、止血剂、激素、高压氧与低温疗法等。

（3）尿潴留者可插导尿管。

（4）对截瘫病人，应注意并发症的发生，经常给病人翻身和擦澡，或配用抗生素等。

轻者一般于刺伤后1小时内即开始恢复，处理得当者，1周之内跛行无力状态即可恢复，恢复后不留任何阳性体征。重者多于3周之后开始恢复。一般需卧床1个月左右，稳步行走则往往延至半年以上。若刺伤后脊髓的感觉、运动等功能障碍的水平面继续上升，则要考虑采取手术治疗。

【预防措施】

(1) 严格针刺深度　在针刺哑门、大椎等穴时，一定严格掌握针刺的深度和进针的方向。如大椎穴，一般不可刺入硬脊膜内。

(2) 控制操作手法。

① 行针时切忌为获得所谓“触电感”而重刺深插。虽然有关于深刺哑门、风府、大椎等穴对某些疾病能取得更好疗效的报道，但为安全起见，还是浅刺为宜。

② 穴位注射时选用的药物，剂量宜小，刺激性应弱，浓度要低，必要时加以稀释，而推药的速度更应放慢。

③ 尽量避免使用电针，如系治疗需要，则应将电流控制在最小范围，时间不宜过长。

(3) 遇有不合作者，针刺项部穴位当十分小心，严密观察。

(4) 留针期间，注意观察病人，防止体位变动。发现神情异常者，要及时处理。

【病案举例】

某女，30岁，患精神分裂症7年，于1970年1月3日入院，行针灸治疗。2月3日11时10分行第7次针刺，于大椎穴进针，通电0～3 mA，3～4分钟，无反应。因故暂停，后又将电流增至6～7 mA，并行节律性刺激4～5次，再通电3～4分钟。突然发现病人四肢软瘫，紫绀，急出针急救，12时40分死亡，尸解发现在颈、胸脊髓背正中有一针刺小孔，未见出血。局部脊髓外观无其他异常。

讨论：本例患者针刺过深，刺伤脊髓，加之强烈电流刺激，导致急性脊髓休克，而致死亡。

来源：刘信基. 4例针刺治疗精伴分裂症的意外事故. 神经精神疾病杂志，

1985,(5)：317

4.3.2.15 周围神经损伤

临床上应用毫针一般不会造成神经损伤，只有少数因操作不当而出现异常，大多数只对神经产生强烈刺激，而引起周围性神经瘫痪者少见。根据以往的经验，针刺治疗或电针治疗中，刺中神经纤维，一般只引起当时的强烈刺激反应，遗留后遗症者极少。

【生理解剖】 许多常用的重要穴位的深部有神经干或主要分支经过。如内关穴，深部有正中神经通过；足三里穴位于腓肠外侧皮神经及隐神经的分布处，深层当腓深神经；翳风穴布有耳大神经，深部为面神经干从颅骨穿出处；列缺穴在腕部桡侧上 1.5 寸，正当前臂外侧皮神经和桡神经浅支经过。

【发生原因】

(1) 穴位因素　四肢部的穴位深部有神经干或主要分支经过，针刺时易刺伤神经本身。大多数对神经只产生强刺激反应，而很少引起周围性神经瘫痪，一般不留后遗症。目前已发生过神经损伤的穴位有内关、列缺、昆仑、大陵、环跳、少海、足三里等。

(2) 操作因素　在四肢部神经干走行线上或主要分支处所分布的穴位，选穴不准确，或刺激手法过重，或反复提插捻转，都有可能伤及神经。作者曾遇一例，在内关穴针刺，为了获得较好的针感，于穴内反复刺激，产生麻木感向中指末端放射，随即出针，但轻轻叩触中指末节就有一麻木感向上传导，未出现功能障碍，至半月麻木感消失，感觉恢复正常。

【临床诊断】

(1) 在行针过程中，突然出现沿外周神经向末梢或向上放散的一种麻木感。

(2) 轻者无其他症状。

(3) 较重者，则可同时伴有该神经分布区内的麻木、疼痛、温度觉改变。也或有功能障碍，如于内关穴刺伤正中神经，可出现屈腕力减弱，大鱼际萎缩，拇指活动障碍；神门穴针刺不当刺伤尺神经，可出现屈腕力减弱，小鱼际萎缩，第 4、5 指运动障碍；足三里穴针刺不当刺伤腓深神经，可出现足不能背屈，足下垂且内翻，行走呈跨阈步态等。

【处理方法】 针刺引起的周围神经损伤，程度一般不甚重。

(1) 出现损伤，应立刻停止局部针刺。

(2) 给予理疗、热敷、中药及针灸等治疗。

(3) 还可配服维生素 B 类等营养神经的药物。

(4) 加强功能锻炼。

【预防措施】

(1) 在有神经干或主要分支通过的穴位针刺时，操作手法宜轻柔，当缓慢行针时，即使出现轻微的触电感沿神经分布路线放射，亦可将针提至皮下改变原刺激方向或角度，则不会损伤神经干或损伤甚微。

(2) 若遇到较强的触电样感，应立即停止操作，防止意外发生。需要指出的是循经感传现象与刺伤神经的反应有明显的区别：前者乃是一种胀、麻、酸、沉重等感觉，往往沿着经络路线进行传导，速度较慢；而刺伤神经的感觉传导，是沿神经分布路线进行的，其速度快，触电感为主，伴有麻木等。

【病案举例】

(1) 匡某，男，34 岁，1985 年 9 月 26 日因患慢性胃肠炎，经 6 次针刺治疗效果显著。后某医生以重手法猛刺右内关穴，患者当即感到针处有触电样感觉向上下放射，该医误认系得气，继续重刺激，针刺处出现烧灼感，沿正中神经分布。患者复诊时诉针孔处疼痛，发麻，腕部与大拇指活动受限。

讨论：本例为针刺过猛损伤正中神经干，且反复刺重刺激，给正中神经造成较重的损伤。

来源：蒋作贤. 针刺异常 100 例分析. 陕西中医学院学报，1988，11(1)：25

(2) 戴某，女，32 岁，因心悸、胸闷接受针灸治疗。取穴内关、心俞，针刺后感酸胀麻如触电，向上肢及手部中指放射，针后半月该指仍有麻木、触电感，功能活动无明显障碍，经热敷、理疗，逐渐好转而愈。

讨论：内关穴针刺不当刺伤正中神经。

4.3.2.16 大出血

针刺导致血管损伤引起大出血，在古今针刺意外中具有相当的数量。如《素问・刺禁论》载："刺跗上中大脉，血出不止死……刺足下布络中脉，血不出为肿。……刺中大脉，令人仆脱色，刺气街中脉，血不出，为肿鼠仆……。"尤其在古代，由于医疗条件较差，针刺后的出血往往不能及时止住，而造成较多的死亡。

随着科技的发展，医疗水平迅速提高，于出血的处理技术不断完善。尽管如此，针刺所造成的出血，也有导致死亡的。所以应对针刺引起出血有一个较高的认识。

【生理解剖】 血管分布全身各处，深层、浅层均有血管通过。有些穴位位于大血管处或其附近有血管走行。

【发生原因】

(1) 穴位因素由于许多穴位内部常有血管经过，所以针刺不当，常可导致刺伤血管引起出血，如四肢部的穴位，刺破血管引起血肿。颈、胸腹部的穴位，针刺不当可因大出血而死亡。

在某些肌肉丰厚的部位，如臀部等，深部的血管被刺中后有时不易诊断。

(2) 病理因素

① 血管病变：由于某些原因导致血管本身发生病变，如动脉硬化，血管弹性下降，动脉壁因附着粥样硬化物而肌层受到破坏，管壁变脆，受到意外刺激后易于破裂。

② 血液病：某些出血性疾病，针刺后常出血不止。曾有报道一例血友病患者，针刺引起大量皮下出血，主要责之于其凝血机制障碍。

(3) 操作因素

① 针具失宜：所选针具过粗或过于锋利，极易刺破血管。抑或因针尖弯曲带钩，使皮肉受损，引起出血。

② 取穴失误：不正确的取穴，也可误伤血管。

③ 刺入过深：针刺时一味追求较强的针感而深刺，或操作不当刺入过深，均可刺伤血管。

④ 刺激过重：反复的提插捻转也会增加刺伤血管的机会。

⑤ 针后拔罐：如果针刺伤及小血管，给予即时按压，一般不会造成较大的出血，但若此刻加拔火罐，则可引起较重的出血，或形成血肿。

【临床诊断】 由于被刺伤血管的深浅度、损伤的程度以及血管类型的不同，临床表现有所区别。

(1) 表浅血管浅部细小的动静脉被刺伤后，鲜血可从针孔中直接流出或涌出；流出血液较少者，也可形成皮下淤斑。局部肿胀疼痛，按压或活动时疼痛明显，皮肤呈现青紫色。

(2) 肌层血管位于四肢肌肉深部的血管，一旦刺伤多形成血肿。如遇较粗大的、动脉血管，则出血量较大，血肿愈明显，压迫症状亦随之出现。可表现为疼痛，局部活动受限，或有呼吸困难等。

(3) 胸腹部血管一旦刺伤胸部或腹部血管，血液可流入胸腔或腹腔内，形成内出血。血胸已在气胸篇中论述过。还有刺伤主动脉弓引起大出血，导致心包内积血，急性心包填塞，心脏功能紊乱不能代偿，循环衰竭而死亡者，临床表现如同心脏刺伤。腹腔内积血，因血液的刺激，表现如同腹膜炎症状，若失血过多，还可出现失血性休克。

【处理方法】

(1) 表浅出血　　出针后即刻用消毒棉球按压针孔片刻，对手足、头面等细小血管丰富的部位，按压时间略长。微量的皮下出血局部小块青紫时，一般不必处理，可以自行消退。

(2) 出现血肿　　较深部位的血肿，局部肿胀疼痛较剧，青紫面积较大且功能活动受到影响时，先做冷敷止血，12～24 小时后，改用温热敷，或于局部轻轻按揉，能促进淤血吸收消散。

(3) 深部出血　　深部出血较多，血肿大而出血不易止时，则应进行外科手术治疗。而胸腔的内出血，可参照血胸或心脏损伤处理。腹腔内出血，引起腹膜炎，则按照急腹症处理。必要时进行手术治疗。若休克出现较早，则应先抗休克。

【预防措施】

(1) 了解病史　　对患有血管疾病者，注意少选重要血管处的穴位或经常导致出血的穴位。

(2) 注意操作

① 检查针具：针刺前注意检查针具，对针尖过尖、针尖带钩者应加以修整。

② 选择合适针具：三棱针仅可作为浅表部位的放血散刺等治疗使用，而

一般不用于深刺放血。对长针、芒针等使用时也要慎重。

③ 取穴正确：针刺前熟悉穴位局部解剖，取穴要准，深度适宜，进针时注意避开血脉。

有人认为，臀部穴位针刺时，刺入得深，才能产生针刺效果；提插幅度愈大，刺激量愈重，则镇痛止痛效果愈好。故在针刺局部穴位时，竟能深刺 4～5 寸以上，而提插幅度达 2 寸左右。殊不知这种刺激手法能够刺伤臀部有关神经、血管，造成臀部肌肉及下肢肌肉萎缩或出血，遗留后遗症。

④ 手法适宜：对于皮下组织血管较丰富的穴位，针刺时不可大幅度提插捻转，细心体会针感，如遇有坚韧般的阻力感，或病人感觉疼痛时，则应停止操作，将针后退改变方向再刺入。

⑤ 留针时间不宜过长。出针后应按压针孔少时。

（3）嘱病人在针刺时不宜作大幅度的吞咽动作，不宜随意改变体位。

【病案举例】

（1）李某，女，28 岁，1993 年 2 月 17 日就诊。患者因劳累后出现左腕部疼痛、活动受限 2 个月，曾行热敷、按摩等未效，前来针灸治疗。

取穴左侧外关、阳池、合谷，强刺激泻法，留针 15 分钟，留针期间，给予间歇行针，行针时，病人感觉腕部疼痛较重，出针后针孔略有出血，外关穴至腕部区域迅速肿胀、疼痛。压痛明显，诊为针刺刺伤血管，造成皮下血肿。嘱病人回去予以冷敷，24 小时后再行热敷。第 3 天病人复诊，肿胀基本消失，仅感局部疼痛。

讨论：本例因外关穴向前下刺激过重，反复捻捣，刺伤血管而造成血肿。

（2）黄某，男，29 岁，1983 年 7 月 9 日就诊，上腹部隐痛，纳差，便溏两天。取中脘等穴刺之，起针后未用棉球按压针孔即拔火罐，随之出现血肿，形如大枣。

讨论：因操作不当，刺伤腹壁血管造成出血未予按压，随后又加拔火罐，以致血肿形成。

来源：蒋作贤. 针刺异常 100 例分析. 陕西中医学院学报，1988，11(1)：26

（3）李某，女，30 岁，1985 年 4 月 30 日因乳部红肿疼痛伴发热 1 周而行针刺。

患者左侧乳房外下象限红肿疼痛明显，某医用较粗毫针刺入红肿最明显部位，刺后疼痛加剧，出针时随即流出鲜血约 50 ml，患者感头晕、恶心、口渴、出汗、心慌，经压迫血止。次日复诊时又出血，约100毫升，疼痛更剧。

查体：体温38.5℃，脉搏82次/分，血压13/9 kPa，左乳房有一肿块，压痛，中心可见针孔。化验：出、凝血时间均2分；白细胞10×10^{12}/L，中性70%，红细胞3.50×10^{12}/L，血色素95 g/L，经强力压迫出血难止，而给予急症手术。切开肿块见充满凝血，取出血块又有鲜血从第四肋骨下缘流出。诊断为肋间动脉出血，出血部位与原针刺部位相应。经缝合结扎，痊愈出院。

讨论：本例因针具较粗，刺入过深，刺破肋间动脉而引起。

附：

1. 弯针

弯针是指进针时或将针刺入腧穴后，针身在体内形成的弯曲。弯针现象在临床上比较常见。

【发生原因】

(1) 医者进针手法不熟练，用力过猛、过快，或针下碰到坚硬组织。

(2) 留针时患者体位移动。

(3) 针柄受到外物的压迫或碰撞。

(4) 发生滞针后未能及时正确处理。

【临床现象】 针柄改变了进针时或刺入腧穴时的方向和角度，提插、捻转以及出针时均感到十分困难，而患者感到疼痛。

【处理方法】

(1) 出现弯针后，即不得再行提插、捻转等手法。

(2) 轻微弯曲者，应将针慢慢起出。

(3) 针身弯曲角度较大，则必须轻微摇动针体，顺着弯曲方向将针退出。

(4) 针体发生多个弯曲，则应根据针柄的弯曲方向慢慢向外退出，切勿猛力外拔，谨防造成折针。

(5) 如系患者体位改变所致者，则嘱患者逐渐恢复原来体位，局部肌肉放松后再将针缓慢起出。

【预防措施】

(1) 医者施术手法要熟练，指力要均匀轻巧，避免进针过快过猛。

(2) 令患者选取适宜的体位，留针过程中不要改变体位。

(3) 注意保护针刺部位,避免针柄受到外物的碰撞或压迫。

(4) 发生滞针应及时处理。

【病案举例】

张某,女,18岁,1988年4月3日因患感冒前来就诊。取穴左曲池、手三里、合谷,予以泻法。行针时,提插刺激过重,致患者左上肢猛力抽动,造成手三里穴针发生弯曲,再行提插法时感到难以进行,患者于穴处感到疼痛。待患者精神紧张缓解。肌肉放松后,慢慢顺着弯曲方向将针退出。

讨论:由于针刺手法过重,致使患者肢体位置发生急剧改变,导致弯针现象的发生。

2. 滞针

滞针是指在行针时或留针后医者感觉针下涩带,捻转、提插、出针均感困难,而病人则感觉剧痛。滞针临床上也是经常发生的。但若处理不当,也是导致弯针、折针的发生。目前所见到的报道并不太多,可能与其常见有关。

【发生原因】

(1) 毫针刺入穴位后,由于患者精神紧张,使局部肌肉强烈收缩。

(2) 行针手法不当,单一方向捻转太过,以致肌肉组织缠绕针身。

(3) 留针时间过长,局部气血阻滞,经气不通也可造成滞针。

【临床现象】

(1) 体内的毫针捻转不动,而提插、出针均感困难。

(2) 勉强提插、捻转时,病人感觉疼痛难忍。

【处理方法】

(1) 因于病人精神紧张,局部肌肉过度收缩时,可再延长片刻,使病人逐渐放松。

(2) 在滞针穴位附近,运用循按或弹柄法,或在附近或于其同名经穴位再刺入一针,以宣散气血,使紧张的肌肉得到缓解。

(3) 因于行针手法得当,单方向捻转太过所致者,则可向相反的方向将针倒回,再配合弹柄法、刮柄法或循按法,促使肌纤维放松。

【预防措施】

(1) 对精神紧张者,应先做好解释工作,消除顾虑。

(2) 行针时注意手法要恰当。并避免单向过度捻转，在使用搓法时，一要注意角度宜小，二要与捻转或提插手法相配合。

(3) 留针期间，应间歇行针，既能增强针感又能防止滞针的发生。

【病案举例】

孙某，男，27岁，1965年7月9日因患风湿性关节炎而就诊。由于患者惧针，行针时右侧足三里穴出现滞针。立即针刺同名经手阳明大肠经曲池穴，滞针消除。

讨论：本例因精神过度紧张引起肌肉强力收缩，导致滞针的发生。

来源：蒋作贤.针刺异常100例分析.陕西中医学院学报，1988，11(1)：26

3. 折针

折针，又称断针，亦为常见的针灸意外情况之一。历代医家对此均有记载，现代临床报道较少。但由于断端在体内活动，有可能引起其他后果，因此我们应详加注意。

【发生原因】

(1) 针具质量不好，韧性较差。

(2) 由于针具反复多次使用，针体已经有弯，或因长期使用消毒液，造成针身、针根处有腐蚀锈损，或长期放置，发生氧化反应，致使针体生锈，而针刺前疏于检查。

(3) 针体的粗细直接影响针体的使用寿命，如粗针使用时间较细针要长。

(4) 医者进针时手法不当，虽遇抵抗，仍强行刺入；在行针时为了得到较强的针感，强力提插、捻转。

(5) 病人精神过于紧张，肌肉强烈收缩；或针刺过强，病人不能耐受过重的针感。

(6) 留针期间，病人突然大幅度地改变体位。

(7) 发生滞针或弯针时，未能及时处理或医者猛拔强抽，肌肉受损，而使部分或整个针体留体内。

(8) 留针期间，外物突然碰压针柄。

(9) 针刺操作不规范。

【临床现象】 针身折断，残端留在患者体内。或部分针身尚露在皮外，或全部陷入皮肤肌肉之内。

【处理方法】

(1) 嘱患者不要紧张,切勿惊慌乱动,医生更不能手足无措。令患者保持原有体位,以免针体向肌肉深层陷入。

(2) 如针体尚有部分露在体外,可用手指或镊子镊出。

(3) 若残端与皮肤面相平或稍低,而尚可见到残端时,可用一手两指在针孔两侧用力下压皮肤,使残端露出体外,用镊子取出或用磁铁吸出。

(4) 折针残端全部没入皮内,但距离皮肤不远,而且断针下还有强硬的组织(如骨骼)时,可由针旁外面向下轻压皮肤,利用该组织将针顶出。

(5) 若断针下面为软组织,可将该部肌肉捏住,将断针残端向上托出。

(6) 若发生在上肢或小腿部,针体完全陷入肌肉内,而针尖已至对侧皮下,还可用力按压断端针孔,使针从对侧透出皮肤面取出。

(7) 如果断针已游入四肢部分的肌肉深层,病人又无任何不适感觉,可以不必进行处理。但须经常观察病情,必要时再进行手术处理。如果断针在四肢肌肉丰满处,有可能由对侧被顶出。

(8) 如果断针残端在重要脏器附近,或患者有不适感觉及功能障碍时,应立即采取外科手术方法处理。

【预防措施】

(1) 认真检查针具,特别注意检查针体是否锈蚀,尤其注意针根处。不合格的弯针、带钩的针具不用。选用的针具应尽量富有弹性、直而锋利的优良针具。

(2) 针前应嘱病人,在针刺过程中不应乱动体位,尽量采取患者舒适而又能耐久的体位。

(3) 医者勤练手法,熟练操作,避免猛烈刺入,或用力不均地反复捻捣,对不易产生针感的患者,可留针候气,间歇行针。

(4) 在进针时,针体不应全部刺入体内,应留体外 5 分左右,以防从根处断针。

(5) 及时正确地处理滞针、弯针。发生弯针时应顺其弯曲立即出针,不可强行刺入或拔出。滞针时应使肌肉放松,缓慢提针,切勿猛拔。

(6) 针刺时还应暴露皮肤，既便于消毒，取穴又准确，万一断针可设法及时取出。

【病案举例】

(1) 赵某，男，48 岁。患腰腿痛四五年，加重半月，于 1972 年 6 月来我院就诊。

自诉左腿疼痛且从腰胯部沿大腿外后侧向下放射，灼痛难忍，活动受限。查脊椎无侧弯，左直腿抬高试验(＋)，坐骨神经激惹征(＋)，左踝反射减弱。诊为左坐骨神经痛。取穴环跳、阳陵、绝骨。按处方要求，施术者应先针环跳，后针阳陵穴。但术者先针阳陵，后针环跳，由于环跳针感强，下肢突然抽动，肌肉强烈收缩，致使阳陵穴内的针由根部锈蚀处折断，残端未露出皮外。立即请外科手术，未能取出。X 光透视，残端针已游走小腿胫腓骨之间。收住院治疗观察。住院后病人走动时无明显疼痛感。半月后一次走路时，针尖由小腿后部意外地被顶出皮外，随之拔出获愈。

讨论：本例因施术者操作不规范，未按处方要求的先后次序进行针刺，导致针体断于体内。

(2) 温某，男，36 岁，于 1978 年 4 月 19 日因腰痛去某院就诊。实习医生予承山穴等猛刺，针后 6 天右小腿针孔处仍痛。经 X 线透视系毫针断入其中，手术取出，约 2 寸长。

讨论：因刺激手法过于猛烈，引起肌肉强烈收缩，使针体折断。

来源：蒋作贤. 针刺异常 100 例分析. 陕西中医学院学，1988，11(1)：26

(3) 费某，男，32 岁，1965 年 1 月 18 日因膝关节疼痛行针刺治疗。取穴足三里，因天冷隔衣针刺。捻转手法较剧，酸胀剧烈，局部肌肉强力收缩，针柄与针根交界处断裂，断针随肌肉收缩进入软组织中，当即脱衣未能找到，病人步行返回。次日复诊。X 片示在小腿上 1/3 软组织中有约 3 cm 长之针尖部抵达胫骨，内缘尾部距皮肤约 1.5 cm，位于原针孔上 2 cm 处，在腰麻及 X 线定位下施行手术，将针取出，7 天后出院。

讨论：本例隔衣进针，患者精神过于紧张，且针刺手法过重，针断之后病人乱动，以致断针无法及时取出。

(4) 曲某，女，42 岁，患有慢性结肠炎，多次接受针灸治疗，之后病人自行针刺已 1 年余。入院前 1 天自行针刺下腹部时，不慎将针折断，未能取出。次日感右下腹痛，腹部 X 片显示骨盆右侧内约有 5～6 cm 长不透光的金属异物一根。

查体：脐右侧有纵行排列针刺痕 4 个，每针痕发青范围约 1 cm。腹部无压痛及反跳痛，肠鸣音存在，无移动性浊音。入院后的第 3 次腹部平片显示异物部位有变化，在腰麻下行开腹探查取异物，但未找到异物，腹腔脏器均无异常。将左侧下腹部之肠管全部暴露出手术外，在手术室拍平片，发现异物仍在左侧骨盆处。最后由手指入肛门取出约 6 cm 长之断针。术后反应良好。

讨论：本例于腹部自行针刺，将针折断，由于活动体位发生变化，体内断针也改变位置，以致游走到肛门处。

4.3.3 化学性损伤

化学性损伤是指针刺时由于注入了某种药物（化学物质）而对机体的某些组织造成的损伤。化学性损伤主要是在使用了穴位注射疗法之后才发生的，其中儿童又较成人多见。部分药物注入穴位之后引起局部组织的无菌性炎症，或变性、坏死、纤维组织增生以及瘢痕组织增生。如血管的化学性损伤，不仅能造成肢体的坏死致残，严重的还会导致死亡。

4.3.3.1 周围神经损伤

周围神经损伤，因针刺疗法引起者较少，多由穴位注射不当所致。因为在穴位注射的刺激因素中，除具有与一般针刺相同的机械性刺激外，还有药物的刺激性。引起的损伤虽较其他损伤为轻，但由于神经损伤后完全恢复的能力较差，所以经治疗虽有好转，但有时也会遗留肢体功能障碍等。因此，进行穴位注射，应当特别小心注意。

【发生原因】

（1）穴位因素　　四肢部的穴位附近都有浅表神经干或其主要分支经过。穴位注射时即有可能受到损伤。现已报道过该类损伤的穴位有足三里、列缺、神门、内关、曲池、阳陵泉、翳风等。

（2）药物因素　　从已有的资料来分析，在穴位注射中引起过神经损伤的药物有安乃近、氢化可的松（醇溶液）、冬眠灵、痛必灵、石上柏、百乃定、合霉素、酒精、复方奎宁、维生素K_3、异丙嗪、10%的阿米妥钠等。

上述药物造成损伤的原因可能是:

① 药物的刺激性。有些药物本身对皮肤、肌肉的局部刺激性较大,对神经的刺激则更大,如复方奎宁等。还有一些酒精制剂,因乙醇能使蛋白质凝固,可直接造成神经组织的损伤。

② 药物的酸碱度。引起周围神经损伤的药物,大多数酸性程度较高,与人体血液的pH值相距甚远。进入体内也可引起蛋白质变性凝固。

③ 药物的浓度。人体组织对吸收药物在浓度上有一定的范围,药物浓度高于或低于这个范围,机体对其吸收能力就下降,当药物注射时对组织会产生刺激性。

④ 部分中草药制剂,其中还内含大量有机酸,肌肉注射时会产生强烈刺激作用。

(3) 操作因素　　穴位注射时深度不当,取穴不准,反复刺激,或针头过粗,注射速度过快,都能引起神经受到伤害。

【临床诊断】 穴位注射不当导致的神经损伤,根据注射部位的差别和药物的理化刺激强弱以及损伤神经之不同,临床表现也轻重各异。详见4.3.2.15。

【处理方法】

(1) 早期　　注射后立即发生神经损伤的24小时以内,应即刻采取措施,改善血液循环,促进药物吸收。如选用局部温热治疗、直流电碘离子导入、毛冬青导入治疗,但不应在已受刺激的肢体上再用强刺激(如穴位注射、强电刺激等)以加深神经组织"休克"状态。局部温热治疗时。要注意注射部位的附近有无感觉障碍,以防烫伤。

(2) 后期　　用直流电离子导入、电体操、医疗体操和针灸治疗等,可促进神经的再生及生理功能的恢复。

【预防措施】

(1) 合理选择药物。穴位注射所选的药物,应以容易吸收,浓度低,刺激性小,pH值接近中性为宜,必要时进行稀释,并要小剂量进行。

(2) 若刺中神经,出现触电样反应,应将针头退出少许再注入药液。

(3) 小儿肌肉娇嫩,且不易合作,穴位注射时应小心从事,防止发生意外。

【病案举例】

(1) 于某,女,38岁,因头晕、失眠于1977年3月6日施行穴位封闭治疗。取穴双侧风池、内关,每次注射0.1 ml,每日睡前1次。3次后患者诉右侧内关穴部位疼痛,并扩散手掌部位。逐渐出现中指、无名指麻木感、功能障碍。

给予理疗、红外线照射、热敷、肌注维生素类等治疗,虽然疼痛逐渐消失,但功能障碍等未恢复至正常。

讨论:内关穴深部有正中神经通过。该例穴位注射时取穴失误,伤及正中神经,引起不良后果。

(2) 李某,女,32岁,因胃脘部剧烈疼痛于1986年3月10日进行诊治。于双侧足三里、中脘穴注射痛必灵5 mg,疼痛逐渐减退,次日却出现足下垂、足内翻、足背感觉减退,注射部位感觉消失,行走困难等症。诊断:腓总神经损伤,以药物治疗症状虽有好转,但未痊愈。

讨论:足三里穴位注射过深,损伤排总神经。

(3) 赵某,男,5岁,因腹泻20天,合霉素口服后,症状减轻。后又以合霉素250 mg(12.5%溶液),等分于两侧足三里穴位注射。注射2天后,腹泻减少,每日仅2～3次,但见双下肢运动不灵活,跛行,易跌倒,双足下垂。感应电检查:两侧股四头肌及腓骨肌正常,胫前肌有轻度性反应。该为合霉素穴位注射引起的双侧腓深神经损伤性瘫痪。

用维生素类药物进行治疗,并配合理疗。2周后两足下垂恢复,1个月后大趾背曲运动逐渐恢复。感应电检查,两胫前肌点兴奋性也恢复正常。

讨论:合霉素穴位注射足三里穴,引起双侧腓深神经损伤,两足下垂。

(4) 陈某,女,59岁,1982年10月4日就诊。患者头痛1月余,诊为血瘀型头痛,给予丹参注射液1 ml注射左侧翳风穴,约2分钟后患者自觉左侧面颊部麻木,口眼歪斜,不能鼓腮等。当即给予按摩面部,1天后恢复正常。

讨论:本例穴位注射翳风穴,刺入较深,损害了面神经干。外加药物刺激,引起一时性面神经麻痹。

(5) 魏某,男,22岁,因腹痛,泄泻前来就诊。

予异丙嗪25 mg,左侧曲池穴位封闭,症状减轻。但左腕关节软弱无力,右手不能抬起。肱二、三头肌反射尚存,垂腕(Ⅲ),桡神经支配区痛觉迟钝。诊断为穴位注射引起之左桡神经损伤。后用针灸、电疗治疗 6 个月，左腕神经功能基本恢复。

讨论：本例因异丙嗪穴封刺伤桡神经导致左手腕下垂、感觉迟钝等。

4.3.3.2 软组织损伤

目前了解到在化学性损伤中的软组织损伤，均是因合谷穴药物注射不当引起的手内在肌挛缩畸形，目前资料中的病例已 200 例以上，均为国内病案，尤以小儿为多，数量之大。损伤之严重，足应引起针灸者的高度重视。

【生理解剖】 合谷穴为手阳明大肠经原穴，临床常用穴。位于第 1、2 掌骨之间，在第 1 骨间肌背侧肌中，深层为拇内收肌横头，再深为拇短屈肌肌腹。

骨间背侧肌功能为屈食指掌指关节和使食指外展；拇内收肌能内收拇指，轻度屈掌指关节伸指关节。

骨间背侧肌与拇内收肌均甚小，尤其在小儿，身体各部尚未发育完善，手部肌肉娇嫩细小，随着年龄的增长，肌肉不断发育完善。

【发生原因】

(1) 穴位因素　合谷穴处的骨间背侧肌挛缩后食指的掌指关节屈曲并向桡侧偏斜；拇内收肌挛缩后呈拇指内收不能外展，同时侵及拇短屈肌时可合并掌指关节明显屈曲，不能伸直之畸形。

由于拇食二指的功能约占手部功能的 70%～80%，拇食二指的病变几乎为全手功能的丧失，由此可见合谷穴对手部功能起着举足轻重的作用。

(2) 药物因素

① 药物刺激性较大。局部组织难以吸收，引起第 1 骨间背侧肌和拇内收肌的化学性炎症，而炎症的渗出、水肿和药物的刺激大致血管痉挛、肌肉缺血、变性，最终导致局部组织坏死、纤维化而造成挛缩。部分病例由于药液扩散，还可侵及拇短屈肌的尺侧部。

据以往资料统计分析，在发生穴位注射引起的软组织损伤中，安乃近、复方奎宁等退热药占发生总数的 90%以上，其余的还有青霉素、百尔定、安替匹林、青霉素加链霉素、冬眠灵、杜冷丁、吗啡、可待因、醋酸可的松、维生素 B_1、氯丙嗪、异丙嗪等药物。

② 药物剂量不当。少数也有一次注射量 0.1～0.2 ml 即可出现损伤，这

可能与药物刺激性有关。

(3) 操作因素

① 刺激过重。在穴位注射时,反复上提下插或左右捻捣,以获得较好的针感,而刺伤穴内肌肉。

② 强烈的电针刺激,造成局部产生无菌炎症,肌纤维变性、坏死而逐渐被纤维组织所取代,形成瘢痕挛缩。

③ 针刺时无菌观念不强,消毒不严,发生感染。

【临床诊断】 在穴位注射后的短时间内,一般无反应或局部仅有轻微的红肿疼痛,而且很快消失。随后的一定时间内,逐渐出现拇指外展功能发生障碍,呈内收状;食指的掌指关节屈曲并向桡侧偏斜;少数患者可合并掌指关节屈曲,不能伸直或有食指桡侧偏畸形,病情发展缓慢。可在第1指蹼间扪及条形硬块,日久还可发生肌肉萎缩现象。

小儿患者,随着年龄的增长,身体的发育,病变的肌肉更加紧缩,关节畸形更加明显,指蹼也相应紧缩变窄,以致手部功能障碍严重,影响生活和学习。

【处理方法】 早期:在发现局部有红肿等表现时,立刻采取对症治疗,如理疗、湿热敷、艾条灸等方法。后期:出现功能障碍、手部肌肉萎缩畸形,则需采取手术治疗。一般为切除挛缩的瘢痕组织,以解除挛缩状态。

【预防措施】

(1) 选穴得当　合谷为临床常用输穴。鉴于小儿生理特点,则应尽量少用针刺。

(2) 药物合理　在合谷穴进行穴位注射时,一定采用刺激性小、较易吸收的药物,浓度要低。

(3) 重视操作　无论对合谷穴进行何种刺激,均要注意手法,不宜采用强刺激,避免反复提插、捻转。药物穴位注射时,针下得气后,应将针尖略向后退少许,然后再注入药液。使用电针时,刺激量宜小。

(4) 对于小儿,应严格禁止在合谷穴进行穴位注射,也不宜在此穴进行电针刺激。

【病案举例】

田某,女,7岁,1年前因患发烧,曾在双手合谷穴区每侧注射安替匹林

0.5 ml。当时无任何反应，后发现食指持物不便，逐渐出现右食指掌指关节伸直、内收受限，被动伸直该掌指关节时疼痛，但两指间关节主动屈伸良好。合谷穴可扪到一条索状硬物。经检查，发现拇指外展及掌指关节伸直均受限，第1指蹼间可扪及条形硬块。手术见：双侧拇收肌在拇指掌指关节抵止部附近有白色瘢痕，左侧 1.3×0.5×0.3 cm，右侧 0.9×0.5×0.4 cm。切除后拇指被动活动达正常范围。病理检查为瘢痕组织。7个月后随访双手功能已恢复正常。

讨论：本例因在合谷穴注射刺激性强的药物，引起部分肌肉发生无菌性坏死，形成瘢痕影响手部功能。

4.3.3.3 血管损伤

针刺造成的血管损伤，主要发生于穴位注射不当，药物误入血管，引起血管的痉挛、缺血、坏死等，发生病例虽不甚多，但引起的肢体功能障碍或肢端的坏死，给病人带来一定的痛苦，应引起我们的高度警惕。

【发生原因】

(1) 穴位因素　有些穴位的深部有较大的血管通过，有些穴位周围则分布着十分丰富的血管组织，刺激过重则会引起损伤。有时针刺伤及穴位周围的肌腱、韧带等组织，由于该组织的痉挛、收缩，使局部血液循环发生障碍，药物得不到有效的吸收，反而影响局部的血管组织，使之产生炎症反应。

(2) 药物因素

① 药物刺激：有些药物刺激性过大，反射性引起局部动脉痉挛或静脉阻塞性病变。氯丙嗪系酸性较强的药物之一，目前一般用2.5%溶液，其pH 4～4.5，注射前需要稀释，以降低酸度，减少对注射局部的刺激性，以免引起组织坏死。曾有报告误将氯丙嗪注入桡动脉，引起该动脉痉挛，发现后虽当即停止注入，但在进针周围皮肤已呈苍白色，继而变为暗红色。第2天发现前臂肿胀、剧痛，左拇指、食指更为显著，活动受限，尚未坏死。

② 药物剂量：一次性注射量过大，或反复多次在一个穴位进行注射，组织吸收较差，也易发生病变。

(3) 操作因素　穴位注射时取穴有误，刺中血管，或刺入过深，误伤血管，但又未抽回血，而将大量的具有刺激性的药物注入血管内。由于药物对血管壁的刺激，立即引起血管痉挛，动脉内膜发生无菌性炎症，血栓形成并机化，从而导致肢体坏死。

【临床诊断】 穴位注射引起的血管损伤，病变进展较快，坏死迅速出现。

（1）早期　注射部位周围出现浮肿、疼痛，局部皮肤呈紫红、潮红或暗红色，起水疱，汗毛出现脱落，皮肤干燥、粗糙，感觉减退或消失，动脉搏动减弱，重者消失。

（2）后期　病情继续恶化，浮肿加重，疼痛剧烈，肢端变黑，麻木，发生坏死。坏死可限于肢端，或向上延及腕掌指或跖趾关节，严重者涉及到肘膝关节，皮肤可出现散在紫红斑。

【处理方法】

（1）立即停止穴位注射，令患者平卧，患肢进行上、下、左、右的运动，加速血液循环。

（2）应用血管扩张药物、抗凝血药物，如肝素、2.5%硫酸镁溶液、烟酸等，还可配用活血化瘀、清热解毒的中药汤剂或注射针剂等。

（3）注意保护局部，后期发生坏死时，待其干燥后可进行手术。出现继发感染坏死面不断扩大时，则考虑高位截肢。

【预防措施】

（1）认真选择药物　应选择浓度低、刺激性小、酸碱度接近中性的药物进行穴位注射，剂量宜小，且同一穴位避免反复进行注射。

（2）谨慎操作　在正确取穴的前提下，针尖进入穴位出现针感后，应将针略向后退，回抽一下观察无回血时，方可注射药物。若针尖下触及较韧组织，病人反映疼痛时，则应将针外提，改变方向再刺入注射。注射部位如果发生红肿、疼痛等，要进行仔细检查，防止误诊或漏诊。

【病案举例】

（1）董某，女，8岁，因高热1天，以小剂量氯丙嗪行两侧神门穴位封闭，每穴注射未经稀释之2.5%氯丙嗪溶液0.2 ml，一日1次，连续2天。

次日下午，右前臂中段以下至指端显著浮肿，注射部皮肤紫红色、坏死、起疱。组织坏死沿尺侧掌面达小指及无名指，末端呈紫黑色，桡动脉搏动存在，但较对侧为弱。第2天病情继续恶化，浮肿加重，延及右肘部，坏死涉及到整个小指、无名指及食、中两指末节，拇指掌面皮肤亦见散在紫红斑。

起病后即考虑系腕部尺侧动脉血栓形成，当即抬高肢体，局部冷敷，静脉滴注肝素，0.25%普鲁卡因右上臂环封，应用抗生素，局部无菌纱布包扎以防继发感染。4 天后浮肿逐渐消退，皮肤紫红斑消失，坏死局限。20 天后右小指、无名指及食、中指末呈干性坏死，而行截指术。

讨论：本例一方面由于患者腕关节呈屈曲状态，影响血液循环，也阻碍了该药的充分吸收；另一方面又注射未经稀释的氯丙嗪刺激尺动脉，出现血栓形成，指端坏死。左侧未发生病变，可能注射时未达尺动脉，也因左腕关节的屈曲较右侧轻，对血运影响不重，药物吸收快。

(2) 某男，22 岁，7 年前因阑尾炎施行手术后，经常腹胀、腹痛、泄泻，诊断为术后肠粘连，用氯丙嗪作足三里穴位注射。先在右侧穴位注射药物 12.5 mg，无反应，继之注射左侧穴位，针头刺激穴位反应较大，未抽回血即推药(量同上)，病人随即感不适。面色苍白，眼球上翻，迅速拔针，针头处流血，按压后停止，扪病人脉搏尚缓慢有力。但欲入睡。第 2 天呕吐停止，左足大趾疼痛、麻木，局部不冷不热，检查发现左拇趾紫红色，肿胀，趾尖约 1×1 cm 区域呈暗红色，感觉消失，左足背动脉搏动消失。第 5 天，2、3 趾尖亦有疼痛发麻发红区，诊断为血栓闭塞性脉管炎。以往无烟酒嗜好，系氯丙嗪穴位注射误入胫前动脉所致。

予服中药四妙勇安汤加减，静滴 2.5%硫酸镁等治疗，疼痛逐渐缓解，左大趾尖逐渐坏死形成一边缘清楚的溃疡，感觉消失，无出血，2、3 趾趾尖不再发痛发红，除继服中药外，用维生素 B1 患侧足三里穴位注射，呋喃西林溶液洗涤溃疡，生肌膏纱条外敷，溃疡逐渐缩小、愈合，趾尖感觉逐渐恢复。左足背动脉搏动逐渐明显。从穴注氯丙嗪至溃疡愈合共 105 天，出院时一般情况良好，行动正常。

讨论：该患者双侧同时注射氯丙嗪，仅左侧发病，并非完全因于氯丙嗪本身的作用，乃因选穴不准，误入血管所致。

4.3.4 感染性损伤

感染性损伤亦即针刺所致的感染，是指针刺时或针刺后将病原微生物带入了受术者的组织内所造成的损伤。病原进入人体后，并不一定会引起感染性疾病。如果患者抵抗力较差，或病原菌的感染性特强时，才易发生疾病。有时从病原菌侵入机体至出现症状的时间间隔较长，则不易判定其发生原因。

感染性损伤在古代已常有发生，古医籍中有很多精辟的论述，如《素问·刺禁论》谓："刺乳上，中乳房为肿根蚀"，《甲乙》谓："乳中，禁不可灸，灸刺之，不幸生蚀疮。疮中有脓血、清汁者可治，疮中有息肉若蚀疮者死。"感染性损伤的主要原因应当归咎于针刺的消毒问题。

感染性损伤有时表现很严重，如有因刺伤骨膜，引起软组织炎及骨膜炎；也可发生尺神经炎和化脓性肩关节炎、软组织急性蜂窝组织炎等。提醒针灸医生严格消毒，杜绝针灸感染的发生。

4.3.4.1 化脓性感染

化脓性感染是指因针灸不当引起的感染，常见的致病菌有葡萄球菌、链球菌、大肠杆菌等。其中以消毒不严最为关键，轻者引起局限性感染，重者则导致全身性化脓感染。

【发生原因】

(1) 消毒因素　无论国内还是国外，消毒不严，是引起感染的重要原因。

① 针刺消毒不严，最易造成感染。在针具、穴位皮肤和施术者手指诸方面，忽视任何一方，都有可能导致感染发生。某些地区的部分医生或少数病人，习惯隔衣针刺，皮肤得不到消毒，或因针具不消毒或用一些消毒效果不佳的消毒液进行消毒等，从而使病原进入体内。

② 针后感染。出针后出血，医生或患者用未消毒的手指擦压出血处，针后立即接触污水可引起局部脓肿的形成。

③ 三棱针、皮肤针、穴位注射等，对机体的皮肤、组织破坏较毫针稍大，在相同的致病因素条件下，更易发生感染。

(2) 操作因素　针刺时，误将皮肤或皮下组织中的病原带入更深的其他部位。隔衣针刺者也，也可将衣物上的病原刺入体内。有时穴位结扎或皮内埋针时，体外的肠线残端或针柄部分，也易导致局部化脓性感染。

(3) 其他因素　有些穴位注射引起的感染，是因为注射药物本身的特性所致，如有因用过期卡介苗进行穴位注射，造成多发性寒性脓肿；也有因穴位结扎术后护理不慎造成感染的。

目前，已有报道发生过化脓性感染的穴位有内关、睛明、风池、环跳、内庭等。

【临床诊断】

（1）局部化脓性感染　　针孔周围首先出现硬结、红肿、疼痛，或有功能障碍。未予处理或处理不当，病变逐渐加重，伴有全身症状，如发热、全身不舒、乏力、食欲不振等。浅部脓肿病灶局部出现波动感，硬结逐渐变软，黄色脓头随之出现。深部脓肿，尤其是位于筋膜以下的，波动感不明显，但脓肿的表面组织常有水肿现象，局部明显的压痛，以及全身症状也很明显。严重者可进一步导致骨髓炎或骨膜炎，必要时应进行一些辅助检查，如 X 片、化验、超声波等。

（2）全身化脓性感染　　在致病菌的毒力超过人体抵抗力的情况下，局部感染不能局限，则迅速向四周扩散中进入淋巴系统、血液循环，并进一步繁殖、释放毒素，导致严重的全身性感染。患者表现高热、头痛、关节酸痛、恶心呕吐、呼吸急促，日久可出现营养不良、贫血、水肿等，危重病人甚至脉搏微弱、血压下降、体温不升，最后导致昏迷、死亡。化验检查：白细胞计数增加，中性偏高，但危重病人的白细胞计数不高或低于正常。

【处理方法】

（1）局部化脓性感染　　令病人休息，患部减少活动，以减轻疼痛，有利于炎症局限化和消除肿胀。四肢感染者，可抬高患肢，必要时可用夹板等固定。切忌挤按患部。浅部脓肿还可配合外用药，以改善局部血液循环、消肿散瘀、消炎止痛，或配合理疗、热敷、湿热敷等方法，增加局部抵抗力，促进吸收消散。脓肿已成或脓肿虽穿破但引流不畅时，应及时切开排脓，或行扩大引流术。

（2）全身化脓性感染　　及早采用支持疗法，保证病人有充足的休息和睡眠，或配合止痛、镇静药物，补充热量、维生素、水分，或输血、纠正电解质代谢和酸碱失调，高热者用物理降温或针刺降温，选用广谱抗菌药物，清热解毒、活血祛瘀的中草药等。局部切开减压，引流渗出物，可减轻局部及全身症状，阻止感染继续发展。

【预防措施】

(1) 严格遵守消毒制度，加强消毒观念，针具、针刺部位及医者的手指必须彻底洗净、消毒。

(2) 针刺时严格按照针刺操作规则进行，严禁隔衣针刺。

(3) 针后注意保护针孔，使其不受污染。

【病案举例】

(1) 余某，男，49岁，因患感冒，取曲池、合谷针刺治疗。出针后，左侧曲池穴针孔出血，随即自己用手擦掉。其后，该处略有肿胀、疼痛。肿胀范围不断扩大，疼痛逐渐加剧。伴畏寒发热，全身不适，食欲不振。经对症处理，症状不减。局部肿块约4×3 cm，扪之有波动感。切开排脓，放出脓液。7天后痊愈出院。

讨论：以手擦按出血之针孔，使化脓菌随之侵入体内，引起局部感染。

(2) 赵某，女，36岁，1979年10月29日因患眼睑痉挛，当地医生予针左睛明穴，针后左眼内眦疼痛，红肿，全身不舒，T 38.6℃，苔黄，脉数。转入他院，诊为针刺后感染。

讨论：本案因消毒不严所致。睛明穴位泪阜处，该部结缔组织疏松，血液供应丰富，若消毒不严，则易致感染。

来源：蒋作贤.针刺异常100例分析.陕西中医学院学报，1988，11(1)：26

4.3.4.2　气性坏疽

气性坏疽属于特异性感染，是由梭状芽胞杆菌所引起的一种严重的急性感染。可以产生多种毒素。局部作用是溶血和溶肌肉，开始常涉及一组肌肉，但感染却很快蔓延到整个肢体，当毒素被吸收到血液中，可引起严重的毒血症、贫血、休克及重要脏器的损害。若处理不及时，则会丧失肢体，或因衰竭而死亡。

【发生原因】

(1) 消毒因素　气性坏疽的病原菌为厌氧菌，在有氧环境下不能生存，其广泛存在于泥土和人畜粪便中，因此若针具、穴位皮肤或手指消毒不严，极易进入体内。

(2) 操作因素　气性坏疽的病菌厌氧，人体感染后并不一定致病。但若伤口破坏较大，深层肌肉受损，而引起气性坏疽。

在各种针刺手法中，穴位注射的损伤比其他方法引起的气性坏疽更有条件，因其损伤既深又重。

(3) 部位因素　气性坏疽多发生于肌肉丰厚处，特别是下肢和臀部的损伤，容易发生气性坏疽。

【临床诊断】 早期诊断极为关键。

气性坏疽的临床特点是起病急、发展快。首先在针刺或穴位注射处出现不寻常的剧烈疼痛，红、热等炎性反应与一般感染不同，但局部肿胀迅速加剧，随之出现皮肤、肌肉大面积坏死，甚至涉及整个肢体，伴有精神不振，情绪不安，进而有恐惧和忧虑，出现严重的全身毒血症状，如心率加速、烦躁不安、极度虚弱、面色苍白、高热恶寒、出冷汗等。

发病早期局部皮肤呈苍白色，肿胀加剧后变为棕色，发展到严重程度，因淋巴及静脉郁滞，皮肤可呈暗红色，可有水泡形成；肌肉的颜色由正常的紫红色变为浅红，失去收缩能力，进一步发展可呈橄榄绿色，最后变成黑色，软化面腐肉块状。伤口处有大量浆液性及血性渗出物渗出，可含有气泡，还有棕色水样的有腐肉恶臭味的分泌物；周围皮肤有捻发音；伤口内的分泌物涂片查有大量革氏阳性杆菌，而白细胞计数较少；X线检查伤口肌群间有气体，并扩散到感染部位之外。

【处理方法】 气性坏疽病势凶猛，发展迅速，一旦确诊，应立即积极治疗。

(1) 紧急手术处理　在抢救严重休克及其他并发症时，须采取局部紧急手术处理。因气性坏疽的病变不断发展，不会自动局限化，手术治疗是必要的手段。在静滴抗生素的条件下，在病变区作广泛、多处切开，切除彻底变色和不出血的、不收缩的肌肉。敞开伤口，术后用氧化剂冲洗、湿敷，更换敷料。

若感染发展迅速，经上述处理仍不能控制病变的发展，并且中毒症状严重，则应考虑作截肢术。截肢的部位应在肿胀的界限以上正常组织进行，残端不缝合，用氧化剂湿敷包扎。

(2) 高压氧疗法　使用高压氧治疗气性坏疽，现已证明有确切疗效。一般是在3天内进行7次治疗，每次2小时，间隔6～8小时。其中第1天作3次。第2、3天各作2次，并根据需要，重复进行清创处理。通过这种治疗方法，不少患肢的功能可以得到保留。而且凡能完成最初 48 小时的 5 次高压氧治疗的病人，几乎都能存活。

(3) 抗生素的应用　　在手术前、手术过程中或术后，应大剂量应用抗生素，以控制感染。

(4) 其他支持疗法　　少量多次输血，纠正水、电解质紊乱，高蛋白饮食，止痛、退热、镇静以及中药治疗等，都是必要的处理，可有效地改善病人的情况。

【预防措施】

(1) 严把消毒关，是防止气性坏疽发生的关键所在。因气性坏疽杆菌的芽胞抵抗力甚强，需要高压蒸汽灭菌或煮沸 1 小时才能将其杀死。一旦发生气性坏疽，应将病人隔离，并将患者所使用过的物品认真、彻底消毒。

(2) 穴位注射时，应严格执行操作常规，并检查所用药物的有效期及药物适应证。

【病案举例】

温某，男，36 岁，胃脘疼痛 10 年，加重半年。某医院给予硫酸阿托品 1 支足三里封闭，胃痛立止，其他症状减轻。次日封闭处红肿微痛，逐日加重。7 天后除红肿疼痛外，伴有恶寒战栗，体温升高。诊断为注射感染。注射抗生素等无效，局部疼痛剧烈，体温 40℃以上，封闭处红肿蔓延至整个小腿及膝部，诊断为气性坏疽。因病情凶险，保守治疗无效，经高位截肢才保住性命。

讨论：本例封闭时，不重视无菌操作，感染气性坏疽。

4.3.4.3　乙型肝炎病毒感染

继发感染，在针刺治疗过程中是较易发生的并发症。而病毒性乙型肝炎又是这类感染中最为危险和最常见、最严重的一种。往往由于针刺工具携带病原通过针刺而传播致病菌，在国外，不少国家已发生过多例，国内文献至今报道甚少，但不可否认其发生的可能性。

【发生原因】　主要在于消毒因素，消毒不严，极易造成针刺感染。

1977 年在美国某地区发生一次暴发性小流行。在某针灸师治疗的病人中，被确诊染上肝炎的达 36 人之多。据病人描述，该针灸师将针具放在一个盒子中，治疗时从中取出，治疗后又将针放回，不经消毒反复使用。

1980 年美国某诊所，曾报告其患者中有 6 例发生乙肝。可能由于某乙肝患者在该诊所针灸过，因而成为乙肝病毒污染针具的来源。该诊所使用氯化苯酮液消毒针具，而此液是低效力消毒剂，尽管浸泡 24 小时，但针具表面的乙肝病毒的感染性并未杀灭。

在瑞士，1978 年曾报告连续发生 3 例急性血清型肝炎。3 例病人均接受过同一针灸师的治疗。据称该医生在治疗中反复使用同一针具而不经消毒。因此瑞士学者指出，污染的针刺与污染的输血、注射一样，可以成为感染乙型肝炎的原因之一。

【临床诊断】

(1) 患者于发病前的一段时间内，无与乙肝病人接触或可能接触史。

(2) 针刺后不久，出现食欲下降，恶心、上腹部饱胀不适，肝区可有胀痛，疲乏无力，或出现黄疸、发热等，甚至肝区压痛、肝肿大等。肝功能发生改变。

(3) 少数病人可无症状，但血清化验可发现乙肝抗核心抗原抗体，肝功能可能发生改变等。

【处理方法】 立即隔离，运用中西医药物进行治疗。

【预防措施】 杜绝针刺引起乙肝感染，要进行针具的彻底消毒。目前所使用的方法是先用酒精浸泡、洗净，然后高压蒸气消毒(121℃、15 分钟)。或者使用一次性针具。

4.3.4.4 耳郭感染

自 50 年代耳针疗法广泛开展以来，因消毒不严等原因引起的耳郭感染这一针刺意外，在国内、外都不断有所发生。由于耳郭血运情况较差，一旦感染涉及软骨，治愈甚为困难，严重者可发生软骨坏死、萎缩而出现畸形，应予以警惕。

【生理解剖】 耳郭位于头的两侧，其上 4/5 以软骨为支架，皮下组织甚少，下 1/5 无软骨，只含结缔组织和脂肪，整个耳郭表面覆以菲薄的皮肤。其血管位置表浅而细，血运较差。

【发生原因】

(1) 解剖因素　　由于耳郭的血运特点，其抵抗力较差，使其一旦遭受外邪侵袭，极易引起感染。又因针刺时一般都会刺入软骨内，若消毒不严，致病菌可直接进入软骨或软骨膜，导致炎症。

(2) 操作原因

① 消毒不严：因耳郭穴区皮肤、针具或医者手指未作彻底消毒。

② 留针时间过长：穴位埋针一般留置 2～5 天，但在夏季，出汗较多，埋针处易被汗渍，而引起感染。

③ 损伤过重：针刺手法太重，耳穴压点用力过大，三棱针点刺过猛，割治疗法划割过度，或因于国外用针埋藏等方法，使局部操作较重，为发生感染创造的极有利的条件。

(3) 其他原因　耳郭软骨对绿脓杆菌有特殊的亲和力，故如消毒不严密，极易发生感染。一旦感染发生，由于绿脓杆菌对一般抗生素不敏感，所以炎症就迅速蔓延发展，形成耳郭化脓性软骨膜炎。

【临床诊断】

(1) 轻者　多为耳郭浅表部位的感染，表现为针孔局部红肿，表皮可有破损，轻度疼痛，或有少量渗出液。

(2) 重者　可表现为耳郭软骨膜甚或软骨的化脓性炎症。局部有明显的红、肿、热、痛等炎性反应，严重者可波及整个耳郭。同时可伴有全身性反应。病后的耳郭可失去软骨支架，瘢痕收缩，卷缩变形。

【处理方法】

(1) 轻者　可于局部涂以 2.5％的碘酊，每日数次。或涂以消炎药膏。

(2) 重者　感染涉及耳软骨膜甚或软骨。

① 可先以艾条熏灸病变局部，促使炎症消退。若有化脓，应先将脓液排出，如采用穿刺抽脓的方法，再进行艾灸。

② 配合抗生素治疗。

③ 上述方法未奏效，则须采取手术治疗。如切开排脓、引流、清创等方法。进一步发展，则应进行局部切除。

【预防措施】　严格进行无菌操作。皮肤消毒：要加强无菌观念，进针前耳郭皮肤要严密消毒，出针时也必须用酒精涂擦。针具消毒：毫针用一次要消毒一次，不能简化。

一旦在针刺点出现疼痛及红肿反应时，应及早处理，严密观察，防止耳郭化脓性软骨膜炎之形成。

4.3.4.5 其他感染

针刺不当还可引起其他一些感染性损伤。如有因刺伤骨膜,引起软组织炎及骨膜炎;也可发生尺神经炎和化脓性肩关节炎、软组织急性蜂窝组织炎等,由于针误刺入肠管,于拔针时将肠内细菌带至腹壁软组织或刺破的血管内,造成菌血症的发生,严重时可导致死亡。

【病案举例】

车某,男,48岁,因右上腹反复疼痛,伴有呕吐、吐酸水而住某院治疗。1天前,于右期门、日月、不容等穴位施行针刺,针后疼痛加剧,数小时后,全腹疼痛而呈休克征。

体检:体温39℃,脉搏90次/分,血压9/4 kPa。急性病容,全腹肌紧张,压痛、反跳痛,以右上腹为著,肝浊音界存在,肠鸣音消失,无移动性浊音。右下腹穿刺抽出透明黄色胆汁样液体,镜检:白细胞2.0,红细胞1～2。腹部X线透视膈下无游离气体。化验:白细胞$13.2\times10^{9}/L$,中性87%。诊断为胆汁性腹膜炎。

经一系列抗休克治疗后,行剖腹探查,术中见腹腔内有中等量黄色透明液体,胆囊肿大,胆囊底、体部浆膜下呈墨绿色,胆囊壁充血水肿,囊底有针头大小穿孔,并见有胆汁继续外流,其穿孔部位与针刺体表穴位相一致。行总胆管作"T"形引流和腹腔引流术。术中经过顺利。

讨论:本案例因针刺胸腹部的穴位过深,穿透胆囊壁,而发生胆汁性腹膜炎。

附　主要参考书目

黄帝内经素问. 人民卫生出版社,1963
灵枢经. 人民卫生出版社,1963
晋・皇甫谧. 针灸甲乙经. 人民卫生出版社影印,1956
唐・孙思邈. 备急千金要方. 人民卫生出版社影印,1955
宋・王惟一. 铜人腧穴针灸图经. 人民卫生出版社影印,1955
宋・王执中. 针灸资生经. 上海科学技术出版社,1959
元・滑寿. 难经本义. 商务印书馆影印,1965
明・陈会. 神应经. 日本正保二年翻刻本抄,1957
明・徐风. 针灸大全. 人民卫生出版社,1958
明・高武. 针灸聚英. 上海科学技术出版社,1961
明・汪机. 针灸问对. 江苏科学技术出版社,1985
明・李梴. 医学入门. 锦章书局,1941
明・杨继洲. 针灸大成. 人民卫生出版社,1983
清・吴谦. 医宗金鉴. 人民卫生出版社影印,1957
清・高士宗. 黄帝素问直解. 科学技术文献出版社,1980
清・周树冬,等. 金针梅花诗钞. 安徽科学技术出版社,1982
朱琏. 新针灸学. 人民卫生出版社,1954
承淡安. 中国针灸学. 人民卫生出版社,1955
焦勉斋. 针术手法. 人民卫生出版社,1960
张善忱,等. 内经针灸类方语释. 山东科学技术出版社,1980
靳瑞,等. 针灸医籍选. 上海科学技术出版社,1896
魏稼,等. 各家针灸学说. 上海科学技术出版社,1987
杨甲三,等. 腧穴学. 上海科学技术出版社,1984
奚永江,等. 针法灸法学. 上海科学技术出版社,1985

邱茂良,等. 针灸学. 上海科学技术出版社,1985
郑魁山. 针灸集锦. 甘肃人民出版社,1978
刘冠军,等. 中医针法集锦. 江西科学技术出版社,1988
刘冠军,等,中国灸疗集成. 江西科学技术出版社,1991
张仁,等. 针灸意外预防及处理. 上海科学技术文献出版社,1988
贺普仁. 针具针法. 科学技术文献出版社,1989
高镇五,等. 针灸学. 中国医药科技出版社,1993
吴绍德,等. 陆瘦燕针灸论著医案选. 人民卫生出版社,1984
张登部,等. 针灸疑难奇症医案荟萃. 山东科学技术出版,1989
陆寿康,等,针刺手法一百种. 中国医药科技出版社,1988
王德深. 中国针灸穴位通鉴. 青岛出版社,1994
武汉医学院,等. 外科学. 人民卫生出版社,1980
中山医学院,等. 药理学. 人民卫生出版社,1980
刘炎,等,腧穴刺灸法. 上海科学普及出版社,1994
李锄,等. 针灸经论选. 人民卫生出版社,1993
山东医学院,等,针灸穴位解剖图谱. 山东人民出版社,1978
严振国. 常用穴位解剖基础. 上海中医学院出版社,1990
严振国. 经穴断面解剖图解. 上海科学技术出版社,1986
郝金凯. 针灸经外奇穴图谱. 陕西人民出版社,1963